U0111827

大展好書　好書大展
品嘗好書　冠群可期

武術秘本圖解6

少林點穴法真傳秘訣

原著　徐畏三　金倜生
整理　三武組

大展出版社有限公司

三武挖整組
（排名不分先後）

【組長】

高翔

【寫作組】

高　飛　鄧方華　閻　彬　余　鶴

景樂強　董國興　陳　鋼　范超強

趙義強　謝靜超　梁海龍　郭佩佩

趙愛民　黃守獻　殷建偉　黃婷婷

甘　泉　侯　雯　景海飛　王松峰

【繪圖組】

高　紳　黃冠杰　劉　凱　朱衍霖

黃　澳　凌　召　潘祝超　徐　濤

李貢群　李　劍

目 錄

第一章
點穴概說

技擊之術，由來極久，在古代創始之時，僅依星斗山河之象、沙蟲猿鳥之形，據其部位，仿其動作，而演為拳法。由是推進，而及於刀劍殳挺之屬，以開後世武術之風。

自茲以後，技擊之法日益繁，門戶之見於焉生，矜奇炫異，各極其變。於是，初得皮毛者，可借新奇而自掩；得其真傳者，視等珍異而自秘。如此遷延數千百年，而至於今日，欲求古法之不失其傳者，亦甚難矣。

今之言武術者，厥維兩派，少林、武當是也。考兩派之歷史，則少林為悠久。

少林派之祖師，為天竺達摩，達摩之入中土，在梁大通丁未之秋。（圖1-1）

武當派之祖師為張三豐，三豐生於宋代徽宗之朝。（圖1-2）

圖1-1　達摩

圖1-2　張三豐

其間相去者數百年，若考其武術之精奧，則各有所長。而保存中國固有之國術，而推闡發明，以至於今日，不至完全失傳者，兩派之功，正無分軒輊。

今之人也，每談武事，必曰：少林為外家，武當為內家；外家主剛，內家主柔。其實少林亦有柔和之處，武當亦有剛勁之處。必強分之，是無異於讀書人之別孔孟也。愚以為武術者，含陰陽造化之機，具剛柔互濟之道，始足以致實用。否則，縱百煉之鋼，亦必有折損之時；繞指之柔，亦難有舒展之望。觀乎少林派之各種武技，可為證也。

昔有人焉，體瘦如枯臘，臨風卻步，弱不勝衣，而數十壯夫困之，不能折，但駢中、食二指，遙向壯夫作指點狀，眾皆卻立，不能轉動聲息。（圖1-3、圖1-4）

有識其法者，曰此點穴法也，率眾叩求之，並叩其法所自傳。（圖1-5）

其人笑曰：「老夫居少林寺者十餘年，而得其薄技，可不敢辱人，子等處身鄉里，而不務農田，粗知舉手投足之法，即自號拳勇，盛氣凌人，幸遇吾，否則死耳。」乃一一救之蘇，眾於是知點穴之法，實傳自少林矣。

夫點穴之法，在武術為功，在功為柔，於以可證

圖1-3

圖1-4

少林點穴法 真傳秘訣

圖1-5

少林故亦有柔功也。唯點穴一法，其理極精，其練極難，善此者又互相珍秘而不肯外傳，故至今日，能是法者，已如鳳之毛、麟之角，不可多得其人。習武術者，亦僅能舉其名，而不能詳其法，是亦甚可惜也。

愚嘗不揣拙劣，而考點穴之理，知此法非但為制人之武功，抑且與醫學極有關合，亦足以救人之危急。其理深邃，非精心研求不能通，宜非彼糾糾桓桓之輩，專以勇力為能事者，所可知矣。

夫人身一太極也，陰陽既分，五行自判，於是乎有生剋運化之機矣。人之所恃以生者，唯氣與血，氣血調和，則生機蓬勃，欣欣向榮；氣血失調，則死機潛伏，垂垂欲絕。其自然之運化，生老病死之所繫，故可存而不論。至壯健之人，有時因外部之傷損，而致氣血失調，亦足致病死；以點穴之法，而使人不能轉動聲息者，即此類也。

夫氣之與血，為人生養命之源，循行全身，無時或息。而其經行之道，亦有一定之規程；經行之時，亦有一定之秩序，絲毫不爽。人身四脈、十二經、三百六十五穴，在一週時間，氣血必經行一度。其經行則以十二時為準，某時氣血之頭屬某經，而貫注於某穴，連帶及於其他若干穴，亦有一定。

吾人如能悟此，但依時辰而計血頭之所在，施其

指點之術，指觸是穴，其穴立閉。氣血循行之道，因而阻塞。氣血之頭，亦必因之而停於是穴，不復能循環如舊。氣血停滯不能循行，則四體百脈，在在受其牽掣，馴至四肢萎疲，不能轉動，啞口結舌，不能聲息。非從對位之穴，施以手法，使被閉之穴開啟，決難復原。此其理亦頗明顯，唯稍覺繁復耳。

人身各穴，亦有大小、生死之分。小穴二百五十七。大穴百有八，其中死穴三十有六，主暈者七十有二。此外奇經各穴，或主啞，或主暈，或主萎頓，雖不足以致死，亦可以使暫時失其抵抗。知乎此，則點穴之術盡矣。

就上述各點言之，點穴之術，亦非至難之事，而盡人能意會得之者，何以時至今日，習武者但能舉其名而不能詳其法耶？此則非點穴之難，實由於習武者之捨本求末，故也。

武技之事，在表面上觀之，未始非爭強賈勇之道，其實就根本上言之，則完全非是。其要旨全在於鍛鍊其體魄，使身強壽永；遇有外侮，則可藉以自保。故古君子之言曰：學武技者，尚德不尚力。力雖足以折人，而人未必因而心悅誠服；唯德是務，力雖遜於人，而人必帖然，此不易之理也。又曰：能殺人者，必能生人。蓋武技之精者，一舉手即足制強敵之

死命；而於垂危之人，則略施手法，可以復蘇。若但殺人，而不能生人者，則謂之死手，無可取也，故學技必先治生人之道。然則生人之道將奈何？曰唯有熟求點穴而已。

夫以技殺人者，唯有勞傷，而勞傷之治法，則完全在於經絡、穴道。故傷科云：治傷非難，勘穴唯難；用藥非艱，對症唯艱。蓋治傷者必先認定其所傷之處，究屬何傷？究屬何穴？然後依其所在而定治法。或用手法而治其外表，或用藥物而祛其內傷，則藥到病除，著手成春。否則，妄施手法，妄投藥石，而欲救人於垂危，是必不可得也。

吾故曰：學技者無論欲制人，欲拯人，他法可以不知，而點穴之道，卻不容不知。唯點穴一術，在古之習技者，固無不知，其後以自私自利之故，傳至今日，幾至失傳。而今之武術家亦以死手為多，即偶以治傷為號召者，亦僅略諳骨骼，略備成藥，非能完全了然也。

吾幼好藝事，無論何書，皆喜涉獵。適友人蔣君，其祖上曾得異人傳授，以易筋經、點穴法等知名於時，惜以年久之故，亦不能盡得其秘。叩其法蔣君竟以不知對，更請其先人所著關於武事之書，得學技練功秘訣甚多。而於點穴之法，亦備大要，乃筆錄

圖1-6

之。惜吾幼,少學問,於其法之深奧,未能曉然。

庚子秋,遇徐君畏三於澄江。（圖1-6）

徐君固武術界之先進,其尊人亦親入少林寺學技有年者,故名望甚重;乃出手錄蔣氏之書而請益。徐君就蔣氏之論,本其心得,詳為解釋,抽絲剝繭,妙緒萬端,而吾於是乎得其大概焉。復恐健忘,更筆錄徐君講述之言,以備遺忘;兼以示後之學技者。

且深願後之學技者,本尚德不尚勇,勉於點穴之道。則遇有危難之時,既可出以應敵,作防身遠禍之具;即不然,退而以此法治人疾病,亦救世濟人之道。否則,徒恃血氣之勇以凌暴於眾,但能傷人,不能醫人;但能殺人,不能生人,闖禍肇災。非但法紀所不容,即天道亦所必誅,實為取死之道,吾殊不願見也。願吾之子孫,及後之學技者,毋以余言為河漢焉。

————虞山金倜生

第二章

經脈穴道總名

第一節　經脈總名

一、十二正經

1. 手太陰肺經
2. 手陽明大腸經
3. 足太陰脾經
4. 足陽明胃經
5. 手少陰心經
6. 足少陰腎經
7. 手太陽小腸經
8. 足太陽膀胱經
9. 手厥陰心包絡經
10. 足厥陰肝經
11. 手少陽三焦經
12. 足少陽膽經

二、奇經八脈

1. 任脈
2. 督脈
3. 衝脈
4. 帶脈

5. 陰蹻脈　　　　　　　　6. 陽蹻脈

7. 陰維脈　　　　　　　　8. 陽維脈

第二節　穴道總名

　　少商、魚際、大淵、經渠、列缺、孔最、尺澤、俠白、天府、雲門、中府、商陽、二間、三間、合谷、陽谿、偏歷、溫溜、下廉、三里、曲池、肘髎、五里、臂臑、肩髃、巨骨、天鼎、扶突、天髎、迎香、隱白、大都、太白、公孫、商丘、三陰交、漏谷、地機、陰陵泉、血海、箕門、衝門、府舍、腹結、大橫、腹哀、食竇、天谿、胸鄉、周榮、大包、厲兌、內庭、陷谷、衝陽、解谿、豐隆、條口、犢鼻、梁丘、陰市、伏兔、髀關、氣衝、歸來、水道、大巨、外陵、天樞、滑肉門、太乙、關門、梁門、承滿、不容、乳根、乳中、膺窗、屋翳、庫房、氣戶、缺盆、氣舍、水突、人迎、大迎、地倉、巨髎、四白、承泣、頰車、下關、頭維、少衝、少府、神門、陰郄、通里、靈道、少海、青靈、極泉、少澤、前谷、後谿、腕骨、陽谷、養老、支正、小海、肩貞、臑俞、天宗、秉風、曲垣、肩外俞、肩中俞、天窗、天容、顴髎、聽宮、湧泉、然谷、太谿、大鐘、水

泉、照海、復溜、交信、築賓、陰谷、橫骨、大赫、
氣穴、四滿、中注、肓俞、商曲、石關、陰都、通
谷、幽門、步廊、神封、靈墟、神藏、彧中、腧府、
至陰、束骨、京骨、金門、申脈、僕參、崑崙、跗
陽、飛陽、承山、承筋、合陽、委中、浮郄、殷門、
承扶、秩邊、胞肓、志室、肓門、胃倉、意舍、陽
綱、魂門、膈關、譩譆、神堂、魄戶、膏肓、附分、
會陽、下髎、中髎、次髎、上髎、日環俞、中膂俞、
膀胱俞、小腸俞、關元俞、大腸俞、氣海俞、腎俞、
三焦俞、胃俞、脾俞、膽俞、肝俞、膈腧、督俞、心
腧、厥陰俞、肺腧、風門、大杼、天柱、玉枕、絡
卻、通天、五處、承光、曲差、眉衝、攢竹、睛明、
中衝、勞宮、大陵、內關、間使、郄門、曲澤、天
泉、天池、液門、中渚、陽池、外關、支溝、會宗、
三陽絡、四瀆、天芬、清冷淵、消濼、臑會、肩髎、
天牖、翳風、瘈脈、顱息、角孫、絲竹空、和髎、耳
門、大敦、行間、犬衝、中封、蠡溝、中都、膝關、
曲泉、陰包、陰廉、章門、期門、竅陰、俠谿、地五
會、臨泣、丘墟、懸鐘、陽輔、光明、外丘、陽交、
陽陵泉、陽關、中瀆、風市、環跳、居髎、維道、玉
樞、帶脈、京門、日月、輒筋、淵液、肩井、風池、
腦空、承靈、正營、目窗、陽白、本神、完骨、浮

白、率谷、曲鬢、懸厘、懸顱、頷厭、客主人、聽會、瞳子髎、鼻柱、素髎、水溝、兌端、齦交、額上行、神庭、上星、囟會、前頂、百會、頂後、後頂、強間、腦戶、風府、啞門、背脊、大椎、陶道、身柱、神道、靈台、至陽、筋縮、脊中、懸樞、命門、長強、承漿、廉泉、天督、璇璣、華蓋、紫宮、玉堂、膻中、中庭、鳩尾、巨闕、上脘、中脘、建里、下脘、分水、神闕、陰交、石門、關元、中極、曲骨、會陰、跗陽、居髎、肩髎、臑會、耳尖、聚泉、金津、玉液、海泉、魚腰、太陽、顴骨、中魁、八風、八邪、十宣、五虎、肘尖、肩柱、二白、獨會、內踝、外踝、兔眼、中泉、小骨、印堂、子宮、闌門、百蟲窠。

第三章
各經所屬穴道及其部位圖

一、屬於手太陰肺經之穴（圖3-1）

1. 中　府

在雲門下一寸六分，乳上之筋間，動脈應手陷中，為肺氣結聚之處手足太陰二經之所會。

2. 雲　門

在巨骨下俠氣戶旁二寸陷中，動脈應手之處。

3. 天　府

在腋下三寸，肘腕上五寸，動脈中，用鼻尖蘸墨點之，墨到之處，即是穴門。

雲門
中府
天府
俠白
尺澤
孔最
列缺　經渠
太淵
魚際
少商

圖3-1　手太陰肺經

4. 俠 白

在天府之下，去肘五寸之處，動脈中。

5. 尺 澤

肘中約紋上動脈中，屈肘橫紋，筋骨鱗陷中，主肺水。

6. 孔 最

在去腕上七寸處。

7. 列 缺

在腕側上一寸五分，以兩手交叉，食指盡處，兩筋骨陷中即是。

8. 經 渠

在寸口動脈陷中，主肺之金。

9. 太 淵

在掌後內側，橫紋頭動脈中，主肺之土。

10. 魚 際

在大指本節後，內側白肉際陷中，（此穴一說在散脈中）主肺之火。

11. 少 商

大指內側，去爪甲角如韭葉，主肺之木。

二、屬於手陽明大腸經之穴（圖3-2）

1.商 陽

在手大指次指內側，去爪甲角如韭葉，主大腸之金。

2.二 間

在食指本節內側，陷中，主大腸之水。

3.三 間

在食指本節後內側陷中，主大腸之木與火。

4.合 谷

在手大指次指歧骨間陷中，此為大腸之原穴。

5.陽 谿

在腕中上側兩筋陷中，主大腸之火。

迎香
口禾髎
天鼎　扶突
巨骨
肩髃
臑臑
手五里
曲池　肘髎
手三里
上廉
下廉
溫溜　偏歷
陽谿
合谷
三間
二間
商陽

圖3-2　手陽明大腸經

6. 偏 歷

腕中後三寸，為太陽脈別走太陰者。

7. 溫 溜

在腕後五寸六寸之間。

8. 下 廉

在輔骨下，去上廉一寸之處。

9. 上 廉

在三里下一寸之處，為陽明之會。

10. 手三里

在曲池下二寸，以指按之，肉起銳端者是。

11. 曲 池

在肘外輔骨，屈肘橫紋頭陷中，以手拱胸取之，主大腸之土。

12. 肘 髎

在大骨外廉陷中。

13. 手五里

在肘上三寸，行向裡大脈中處。

14. 臂 臑

在肘上七寸，臑肉端肩髃下一寸，兩筋兩骨罅陷宛宛中，舉臂取之，此乃手陽明之絡，手足太陽陽維之會也。

15. 肩 髃

髆骨頭尖端上，兩骨罅陷宛宛中，舉臂取之，有空，此乃手陽明陽蹻之會。

16. 巨 骨

在肩尖端，上行兩叉骨罅間陷中。

17. 天 鼎

在頸缺盆上，直扶突後一寸四分處。

18. 扶 突

在氣舍上一寸五分在頸當曲頰下一寸五分。

19. 禾 髎

在鼻孔下，俠水溝旁五分。

20. 迎 香

在禾髎上一寸五分，在頸當曲頰下一寸，人迎後一寸五分處，仰而取之。

三、屬於足陽明胃經之穴（圖3-3）

1. 承 泣

在目下七分，直瞳子陷中。

2. 四 白

在目下一寸，直於瞳子。

3. 巨 髎

在俠鼻孔旁八分，直瞳孔下平水溝之處。

頭維
承泣
四白
巨髎
地倉
頭維
下關
頰車
大迎
承泣
缺盆
水突
氣戶
人迎
庫房
屋翳
膺窗
乳中
乳根
承滿
關門
滑肉門
外陵
髀關
伏兔
陰市
梁丘
犢鼻
足三里
豐隆
解谿
陷谷
厲兑
氣舍
不容
梁門
太乙
天樞
大巨
水道
歸來
氣衝
上巨虛
條口
下巨虛
衝陽
內庭

圖3-3　足陽明胃經

4. 地　倉

在俠口吻旁四寸處，外延下有動脈。

5. 大　迎

在曲頷前一寸二分處骨陷中動脈。

6. 頰　車

在耳下八分，曲頰端近前陷中。

7. 下　關

在客主人下，耳前動脈下廉，開口則空，閉口則合，亦足陽明少陽之所會焉。

8. 頭　維

在額角入髮之際，本神旁一寸五分，神庭旁四寸五分處，為足陽明少陽之所會。

9. 人　迎

在頸部，結喉旁，當胸鎖乳突肌的前緣，頸總動脈搏動處。

10. 水　突

在頸大筋前，直人迎下，氣舍上三分處。

11. 氣　舍

在頸直人迎下，俠水突陷中。

12. 缺　盆

在鎖骨上窩中央，距正前中線四寸。

13. 氣 戶

在巨骨下俞府兩旁，各二寸陷中，去中行各四寸。

14. 庫 房

在氣戶下一寸六分陷中，去中行各四寸。

15. 屋 翳

在庫房下一寸六分陷中，去中行各四寸。

16. 膺 窗

在屋翳下一寸六分陷中，去中行各四寸。

17. 乳 中

在乳之居中，即乳頭之所在也。

18. 乳 根

在乳中下一寸六分，去胸中行各四寸。

19. 不 容

在幽門之下，相去一寸五分，去中行各三寸。

20. 承 滿

在不容下一寸，去中行各三寸。

21. 梁 門

在承滿下一寸，去中行各三寸。

22. 關 門

在梁門下一寸，去中行各三寸。

23. 太 乙

在關門下一寸，去中行各三寸。

24. 滑肉門

在太乙下一寸，去中行各三寸。

25. 天 樞

在盲俞距一寸，俠臍中兩旁各二寸。

26. 外 陵

在天樞下一寸，去中行各二寸。

27. 大 巨

在外陵下一寸，去中行各二寸。

28. 水 道

在大巨下三寸，去中行各二寸。

29. 歸 來

在水道下二寸，去中行各二寸。

30. 氣 衝

在歸來下一寸，去中行各二寸，動脈應手宛宛
中，而衝脈所起之處。

31. 髀 關

在伏兔後交紋中。

32. 伏 兔

在膝上六寸處（以左右各三指按捺其上，有肉起
如兔狀，故名）。

33. 陰 市

在膝上五寸，伏兔下陷中。

34. 梁 丘

在膝上二寸，兩筋之間。

35. 犢 鼻

在髕膝下，胻骨上，俠解大筋陷中。

36. 足三里

在膝下三寸，胻骨外廉，大筋內宛宛中，兩筋肉分間。

37. 上巨虛

在小腿前外側，當犢鼻下六寸，距脛骨前緣一橫指（中指）。

38. 條 口

在下廉上一寸處。

39. 下巨虛

在小腿前外側，當犢鼻下九寸，距脛骨前緣一橫指（中指）。

40. 豐 隆

在外踝上八寸，下胻外廉陷中，足陽明絡別走太陰。

41. 解 谿

在衝陽後一寸，腕上陷中，足大趾次趾直上，跗

上陷者宛宛中。

42. 衝　陽

在足跗上五寸，去陷谷三寸骨間。

43. 陷　谷

在足大趾次趾外間，本節後陷中，去內庭二寸。

44. 內　庭

在足大趾次趾外間陷中。

45. 厲　兌

在足大趾次趾之端，去爪甲角如韭葉。

四、屬於足太陰脾經之穴（圖3-4）

1. 隱　白

在足大趾端內側，去爪甲角如韭葉，主脾之木。

2. 大　都

在足大趾本節後，內側陷中，骨縫赤白肉際，主脾之火。

3. 太　白

在足大趾內側，內踝前核骨下陷中，主脾之土。

4. 公　孫

在足大趾本節後一寸內踝前，足太陰脈絡，別去陽明胃經。

5. 商 丘

在足內踝下，微前陷中，前有中封，後有照海，此穴居中，主脾之金。

6. 三陰交

在內踝上三寸，骨下陷中，為足太陰少陰厥陰之所會。

7. 漏 谷

在內踝上六寸胻骨下陷中。

8. 地 機

在膝下五寸，膝內側輔骨下陷中。

9. 陰陵泉

在膝下內側輔骨下陷中，伸足取之，在膝橫紋頭下，主脾之水。

10. 血 海

在膝髕上內廉白肉際二寸半處。

11. 箕 門

在魚腹上越筋

圖3-4 足太陰脾經

間。

12. 衝　門

在府舍下一寸，橫骨兩端，約中動脈，去腹中行各四寸半。

13. 府　舍

在腹結下二寸，去腹中行各四寸半處。

14. 腹　結

在大橫下一寸三分，去腹中行各四寸半處。

15. 大　橫

在腹哀下三寸五分，去腹中行各四寸半處。

16. 腹　哀

在上腹部，當臍中上三寸，距前正中線六寸。

17. 食　竇

在天谿下一寸六分，去胸中行各六寸處。

18. 天　谿

在胸外側部，當第四肋間隙，距前正中線六寸。

19. 胸　鄉

在周榮下一寸六分，去胸中行各六寸處。

20. 周　榮

在中府下一寸六分，去胸中行各六寸處。

21. 大　包

在淵液下三寸，為脾之大絡，而統陰陽緒絡者。

五、屬於手少陰心經之穴（圖3-5）

1.極 泉

在臂內腋下，筋間，動脈入胸處。

2.青 靈

在肘上三寸處。

3.少 海

在肘內廉泉節後，大骨外去肘端五分處。

圖3-5 手少陰心經

4. 靈　道

在掌後一寸五分處。

5. 通　里

在掌後一寸陷中。

6. 陰　郄

在掌後脈中，去腕五分處。

7. 神　門

在掌後銳端骨陷中。

8. 少　府

第四、五掌骨之間，握拳時，當小指處。

9. 少　衝

在手小指內側去爪甲角如韮葉處。

六、屬於手太陽小腸經之穴（圖3-6）

1. 少　澤

在手小指端外側，去爪甲角下一分陷中，主小腸之金。

2. 前　谷

在手小指外側，本節前陷中，主小腸之水。

3. 後　谿

在手小指外側本節後陷中，主小腸之木。

圖3-6　手太陽小腸經

4.腕 骨

在手外側腕前，起骨下陷中，此為小腸之原穴。

5.陽 谷

在手外側腕中，銳骨下陷中，主小腸之火。

6. 養 老

在踝骨前，上後一寸陷中。

7. 支 正

在腕後五寸處。

8. 小 海

在肘大骨外，去肘端五分陷中，主小腸之土。

9. 肩 貞

在曲髀下兩骨解間，顒後陷中。

10. 臑 俞

在俠肩髎後大骨下，脾上廉陷中。

11. 天 宗

在秉風後，大骨下，陷中。

12. 秉 風

在天髎外肩上，小顒後，舉臂有空處。

13. 曲 垣

在肩中央，曲髀陷中。

14. 肩外俞

在肩髀上廉，去脊中三寸陷中。

15. 肩中俞

在肩髀內廉，去脊二寸陷中。

16. 天 窗

在頸大筋間，前曲頰下，扶突後，動脈應手陷

中。

17. 天 容

在耳下曲頰後。

18. 顴 髎

在面鳩骨下廉，銳骨端陷中。

19. 聽 宮

在耳中，其渾如珠，其大如赤豆，為手足少陽，手太陽三脈之會。

七、屬於足太陽膀胱經之穴（圖3-7）

1. 睛 明

在目內眥頭外一分宛宛中，為手足太陽、足陽明、陰陽蹻五脈之所會。

2. 攢 竹

在兩眉頭陷中。

3. 眉 衝

在直眉頭上，神庭曲差之間。

4. 曲 差

在神庭旁一寸五分，入髮之際。

5. 五 處

在俠上星旁一寸五分處。

圖3-7 足太陽膀胱經

6. 承 光

在五處後一寸五分處。

7. 通 天

在承光後一寸五分處。

8. 絡 卻

在通天後一寸五分處。

9. 玉 枕

在通天後一寸五分，俠腦戶旁一寸三分，起玉枕骨，上入髮際二寸。

10. 天 柱

在項後髮際，大筋外廉陷中。

11. 大 杼

在項後第一椎下，兩旁去脊各一寸五分陷中。

12. 風 門

在項後第二椎下，兩旁去脊各一寸五分。

13. 肺 俞

在第三椎下兩旁，離脊各一寸五分。

14. 厥陰俞

在第四椎下兩旁，離脊各一寸五分。

15. 心 俞

在第五椎下兩旁，離脊各一寸五分。

16. 督 俞

在第六椎下兩旁，離脊各一寸五分。

17. 膈 俞

在第七椎下兩旁，離脊各一寸五分。

18. 肝 俞

在第九椎下兩旁，離脊各一寸五分。

19. 膽 俞

在第十椎下兩旁，離脊各一寸五分。

20. 脾 俞

在第十一椎下兩旁，離脊各一寸五分。

21. 胃 俞

在第十二椎下兩旁，離脊各一寸五分。

22. 三焦俞

在第十三椎下兩旁，離脊各一寸五分。

23. 腎 俞

在第十四椎下兩旁，離脊各一寸五分。

24. 氣海俞

在第十五椎下兩旁，離脊各一寸五分。

25. 大腸俞

在第十六椎下兩旁，離脊各一寸五分。

26. 關元俞

在第十七椎下兩旁，離脊各一寸五分。

27. 小腸俞

在第十八椎下兩旁，離脊各一寸五分。

28. 膀胱俞

在第十九椎下兩旁，離脊各一寸五分。

29. 中膂俞

在第二十椎下兩旁，離脊各一寸五分。

30. 白環俞

在第二十一椎下兩旁，離脊各一寸五分。

31. 上 髎

在第一空腰髁下一寸，俠脊陷中。

32. 次 髎

在第二俠脊空陷中。

33. 中 髎

在第三俠骨空陷中。

34. 下 髎

在第四空俠骨兩旁。

35. 會 陽

尾骨端旁半寸。

36. 承 扶

在尻臀下陰股上紋中。

37. 殷 門

在浮郄下一寸處。

38. 浮 郄

委陽穴上一寸，股二頭肌腱內側緣。

39. 委 陽

在承扶下六寸處。

40. 委 中

在膕中尖約紋動脈中

41. 附 分

在第二椎下，附項內廉兩旁，去脊各三寸。

42. 魄 戶

在直附分下，三椎下兩旁，去脊三寸處。

43. 膏 肓

在第四椎下一分，第五椎上二分，兩旁去脊各二寸。

44. 神 堂

在第五椎上二分兩旁，兩旁去脊各三寸。

45. 譩 譆

在肩膊內廉俠，第六椎下兩旁，去脊各三寸。

46. 膈 關

在第七椎下兩旁，去脊二寸。

47. 魂 門

在第九椎下兩旁，去脊三寸。

48. 陽 綱

在第十椎下兩旁，去脊三寸。

49. 意 舍

在第十一椎下兩旁，去脊三寸。

50. 胃 倉

在第十二椎下兩旁，去脊三寸。

51. 肓 門

第一腰椎棘突下，旁開三寸。

52. 志 室

在第十四椎下兩旁，去脊三寸。

53. 胞 肓

在第十九椎下兩旁，去脊三寸。

54. 秩 邊

在第二十椎下兩旁，去脊三寸。

55. 合 陽

在約紋下三寸之處。

56. 承 筋

在腨腸中央陷中。

57. 承 山

在銳腨腸下分肉間陷中。

58. 飛 揚

在外踝骨上七寸之處。

59. 跗　陽

在外踝骨上三寸處。

60. 崑　崙

在足外踝後五分，跟骨上陷中。

61. 僕　參

在足跟骨下陷中。

62. 申　脈

在外踝下五分陷中。

63. 金　門

在外踝下少丘墟之後。

64. 京　骨

在足外側大骨下，赤白肉際陷中。

65. 束　骨

在足小趾外側本節後，赤白肉際陷中。

66. 足通谷

在足小趾外側，本節前陷中。

67. 至　陰

在足小趾外側，去爪甲角如韭葉處。

八、屬於足少陰腎經之穴（圖3-8）

1. 湧　泉

在足心陷中，屈足捲趾宛宛中，主腎之木。

俞府

彧中
神藏
靈墟
神封
步廊

幽門
陰都
商曲
中注

腹通谷
石關
肓俞
四滿
氣穴
大赫
橫骨

陰谷
築賓
復溜
交信
太谿
照海
然谷

大鐘
水泉
湧泉

圖3-8　足少陰腎經

2. 然 谷

在足內踝前起大骨下，陷中，主腎之火。

3. 太 谿

在足內踝後五分，跟骨動脈陷中，主腎之土。

4. 大 鐘

在足跟後踵中，大骨上，兩筋間。

5. 水 泉

在大谿下一寸，內踝下。

6. 照 海

在足內踝四分，前後有筋，陰蹻脈生處。

7. 復 溜

在足內踝上二寸，筋骨陷中，主腎之金。

8. 交 信

在足內踝上二寸處。

9. 築 賓

在內踝上腨分中。

10. 陰 谷

在膝內輔骨後，大筋下，小筋上，屈膝斯得，主腎之水。

11. 橫 骨

在大赫下一寸，陰上橫骨中。

12. 大 赫

在氣穴下一寸，去腹中行一寸處。

13. 氣 穴

在四滿下一寸，去腹中行一寸處。

14. 四 滿

在中注下一寸，去腹中行一寸處。

15. 中 注

在商曲下一寸，去腹中行一寸處。

16. 肓 俞

在商曲下一寸，去腹中行一寸處。

17. 商 曲

在石關下一寸，去腹中行一寸五分處。

18. 石 關

臍中上三寸，前正中線旁開半寸。

19. 陰 都

在通谷下一寸，去腹中行一寸五分處。

20. 腹通谷

在幽門下一寸，去腹中行一寸五分處。

21. 幽 門

在俠巨關兩旁一寸五分陷中。

22. 步 廊

在神封下一寸六分陷中，去胸中行二寸處。

23. 神 封

在靈墟下一寸六分，陷中，去胸中行二寸處。

24. 靈 墟

在神藏下一寸六分，陷中，去胸中行二寸處。

25. 神 藏

在彧中下一寸六分，去胸中行二寸處。

26. 彧 中

在俞府下一寸六分，去胸中行二寸處。

27. 俞 府

在氣捨下，璇璣旁，二寸陷中。

九、屬於手厥陰心包絡經之穴（圖3-9）

1. 天 池

在腋下三寸，乳後一寸，著脅、直腋、撅筋之間。

2. 天 泉

在曲肘下二寸處。

3. 曲 澤

在肘內廉陷中，天筋內側橫紋中。

4. 郄 門

在掌後去腕五寸處。

5. 間 使

在掌後三寸，兩筋間陷中。

6. 內 關

在掌後去腕二寸處兩筋間。

7. 大 陵

在掌後骨下，兩筋間陷中。

8. 勞 宮

在掌中央動脈，屈中指無名指兩間。

9. 中 衝

在手中指端，去爪甲如前韭葉之陷中。

天池
天泉
曲澤
郄門
間使
內關
大陵
勞宮

中衝

圖3-9　手厥陰心包經

十、屬於手少陽三焦經之穴（圖3-10）

1. 關 衝
在手小指次指外側，去爪甲角如韭葉處。

2. 液 門
在小指次指歧出處之陷中。

3. 中 渚
在手小指次指本節後陷中。

4. 陽 池
在手表腕上陷中。

5. 外 關
在腕後二寸，兩骨之間，與內關相對。

6. 支 溝
在腕後臂外三寸處兩骨間陷中。

7. 會 宗
在腕後三寸空中。

8. 三陽絡
在臂上大交脈支溝上一寸處。

9. 四 瀆
在肘前五寸，外廉陷中。

10. 天 井
在肘外大骨後，肘上一寸，輔骨上，兩筋叉骨罅中。

絲竹空　耳和髎

角孫

顱息

瘈脈

翳風

天牖

天髎

肩髎

絲竹空

耳和髎

角孫

耳門

翳風

天牖

肩髎

臑會

消濼

清冷淵

天井

四瀆

三陽絡

會宗

外關

陽池

中渚

液門

關衝

天髎

支溝

圖3-10　手少陽三焦經

11. 清冷淵

在肘上二寸處。

12. 消 濼

在肩下臂外間，腋斜肘分下處。

13. 臑 會

在肩前廉，去肩頭三寸宛宛中。

14. 肩 髎

在肩端臑正陷中。

15. 天 髎

在肩缺盆中，上毖骨際陷中，須缺盆陷處，上有空起肉者是穴。

16. 天 牖

在頸大筋外缺盆上，天容後，天柱前，腕骨下，髮際上。

17. 翳 風

在耳後尖角陷中。

18. 瘈 脈

在耳本之後雞足青絡脈處。

19. 顱 息

在耳後間青絡脈中。

20. 角 孫

在耳尖直上入髮際處。

21. 耳　門

在耳前缺陷中。

22. 耳和髎

在耳前銳髮下橫動脈中。

23. 絲竹空

在眉毛外端凹陷處。

十一、屬於足少陽膽經之穴（圖 3-11）

1. 瞳子髎

在目外去皆五分處。

2. 聽　會

在耳微前，陷中，上關下一寸動脈宛宛中。

3. 上　關

在耳前，顴弓上緣凹陷處。

4. 頷　厭

在曲周下顳顬上廉。

5. 懸　顱

在曲周下顳顬中廉。

6. 懸　厘

在曲周上顳顬下廉。

7. 曲　鬢

在耳上髮際，曲隅陷中，鼓頷有空。

目窗
頭臨泣　正營　懸厘　承靈
本神　　　　　　　　率谷
陽白　　　　　　　　天衝　曲鬢
懸顱　頷厭　　　　　　浮白
瞳子髎　　　　　　頭竅陰
上關　　　　　　　風池　腦空
聽會　　　　　　完骨
肩井　　　　　　　肩井
淵液　　　　　　　　淵液
輒筋　　　　　　　　　輒筋
日月
帶脈　　　京門
維道　　　五樞
　　　　　居髎
　　　　　環跳

風市
中瀆
膝陽關
陽陵泉
外丘　　　陽交
懸鐘　　　光明
地五會　　陽輔
　　　丘墟
　　臨泣
足竅陰　俠谿

圖3-11　足少陽膽經

8. 率　谷

在耳上髮際寸半陷處宛宛中。

9. 天　衝

在耳後髮際二寸，耳上各前三分。

10. 浮　白

在耳後髮際一寸處。

11. 頭竅陰

在完骨上，枕骨下，動搖有空者是。

12. 完　骨

在耳後，入髮際四分處。

13. 本　神

在曲差旁一寸五分，直耳上髮際四分處。

14. 陽　白

在眉上一寸，與瞳子對直。

15. 頭臨泣

在目上直入髮際五分處陷中。

16. 目　窗

在臨泣後一寸五分處。

17. 正　營

在目窗後一寸五分處。

18. 承　靈

在正營後一寸五分處。

19.腦 空

在承靈後一寸五分，俠玉枕骨下陷中。

20.風 池

在耳後顳顬後，腦空下髮際陷中。

21.肩 井

在肩上陷中，缺盆上，大骨前一寸五分處。

22.淵 液

在腋下三寸宛宛中。

23.輒 筋

在腋下三寸，復前一寸，三肋端橫直蔽骨旁七寸五分處。

24.日 月

在期門下五分處。

25.京 門

在監骨下腰中季肋處。

26.帶 脈

在季肋下一寸八分陷中，臍上二分，兩旁各七寸五分。

27.五 樞

在帶脈下三寸，水道旁五寸五分處。

28.維 道

在章門下五寸三分處。

29. 居 髎

在章門下八寸三分處，監骨上陷中。

30. 環 跳

在髀樞中。

31. 風 市

在膝上外廉兩筋間。

32. 中 瀆

在髀外膝上五寸，分肉間陷中。

33. 膝陽關

在陽陵泉上三寸，犢鼻外陷中。

34. 陽陵泉

在膝下一寸，胻外廉陷中。

35. 陽 交

在足踝上七寸，斜屬三陽分肉之間。

36. 外 丘

在足外踝上七寸處。

37. 光 明

在足外踝上五寸處。

38. 陽 輔

在足外踝上四寸，輔骨前，絕骨端，上去丘墟七寸處。

39. 懸 鐘

在足外踝上三寸動脈中。

40. 丘 墟

在足外踝下從前陷骨縫中。

41. 足臨泣

在足小趾次趾本節後陷中，去俠谿一寸五分處。

42. 地五會

在足小趾次趾本節後陷中，去俠谿一寸一分處。

43. 俠 谿

在足小趾次趾歧骨間，本節前陷中。

44. 足竅陰

在足小趾次趾外側，爪甲角如韭葉處。

十二、屬於足厥陰肝經之穴（圖3-12）

1. 大 敦

在足大趾端，去爪甲角如韭葉，及三毛中。

2. 行 間

在足大趾縫間，動脈應手陷中。

3. 太 衝

在足大趾本節後二寸，內間動脈，應手陷中。

4. 中 封

在足內踝骨前一寸，筋裡宛宛中。

5.蠡 溝

在足內踝上五寸處。

6.中 都

在足內踝上七寸處陷中。

7.膝 關

在犢鼻下二寸旁陷中。

8.曲 泉

在膝股上內側，輔骨下，大筋上，小筋下陷中。

9.陰 包

在膝上四寸，股內廉兩筋間。

10.足五里

在氣衝下三寸處，陰股中動脈應手處。

11.陰 廉

在羊矢下，去氣衝二寸動脈中。

圖3-12　足厥陰肝經

期門
章門
府舍
衝門
陰廉
足五里
陰包
曲泉
膝關
中都
蠡溝
三陰交
太衝
行間
大敦
關元
中極
曲骨
急脈

12. 急 脈

在股動脈搏動處，前正中線旁開二寸半。

13. 章 門

在大橫外直，季脅肋端，腨臍上二寸，兩旁上二寸，兩旁各六寸。

14. 期 門

在直乳二肋端，不容旁一寸五分處。

十三、屬於任脈經之穴（圖3-13）

1. 會 陰

在兩陰之間，任督衝三脈所起之處。

2. 曲 骨

在橫骨上，中極下一寸毛際陷中。

3. 子 宮

在中極兩旁各開三寸處。

4. 中 極

在關元下一寸，臍下四寸處。

5. 關 元

在肚臍下三寸處。

6. 石 門

在肚臍下二寸處。

承漿
廉泉
天突
華蓋
玉堂
中庭
巨闕
中脘
下脘
神闕
氣海
關元
曲骨

璇璣
紫宮
膻中
鳩尾
上脘
建里
水分
陰交
石門
中極

會陰

圖3-13 任 脈

7. 氣 海

在肚臍一寸五分宛宛中。

8. 陰 交

在臍下一寸，當膀胱之上。

9. 神 闕

在臍之中央。

10. 水 分

在下脘下一寸，臍上一寸處。

11. 下 脘

在建里下一寸，臍上二寸處。

12. 建 里

在中脘下一寸，臍上三寸處。

13. 中 脘

在上脘下一寸，臍上四寸處。

14. 上 脘

在巨闕下一寸，臍上五寸處。

15. 巨 闕

在鳩尾下一寸處。

16. 鳩 尾

在兩歧骨下一寸處。

17. 中 庭

在膻中下一寸六分處。

18. 膻 中

在玉堂下一寸六分，橫量兩乳間陷中。

19. 玉 堂

在紫宮下一寸六分陷中。

20. 紫 宮

在胸部，前正中線上，平第二肋間。

21. 華 蓋

在璿璣下一寸六分陷中。

22. 璇 璣

在天突下一寸六分陷中。

23. 天 突

在頸結喉下一寸宛宛中。

24. 廉 泉

在頸下結喉上中央。

25. 承 漿

在唇棱下陷中。

十四、屬於督脈經之穴（圖3-14）

1. 長 強

在脊骶骨端計三分處。

2. 腰 俞

在第二十一椎下宛宛處。

齦交

後頂　百會
前頂
上星　囟會
神庭
印堂
水溝

上星
素髎
兌端

百會
後頂
強間
腦戶
啞門

風府
大椎
陶道　身柱
神道
靈台
筋縮　至陽
脊中　中樞
命門　懸樞
腰陽關
腰俞
長強

會陰

圖3-14　督　脈

3. 腰陽關

在第十六椎下。

4. 命 門

在第十四椎下。

5. 懸 樞

在第十三椎下。

6. 脊 中

在第十一椎下。

7. 中 樞

在背部，後正中線上，第十肋胸椎棘突下凹陷中。

8. 筋 縮

在第九椎下。

9. 至 陽

在第七椎下。

10. 靈 台

在第六椎下。

11. 神 道

在第五椎下。

12. 身 柱

在第三椎下。

13. 陶 道

在第一椎下。

14. 大 椎

在第一椎上陷處宛宛中。

15. 啞 門

在項後入髮際五分，項中央宛宛處。

16. 風 府

在項後入髮際一寸，大筋內宛宛中。

17. 腦 戶

在枕骨上，強間後一寸五分處。

18. 強 間

在後頂之後一寸五分處。

19. 後 頂

在百會後一寸五分，枕骨之上。

20. 百 會

在前頂後一寸五分，頂中央旋毛中。

21. 前 頂

在囟會後一寸五分，骨門陷中。

22. 囟 會

在上星後一寸陷中。

23. 上 星

在神庭後入髮際一寸陷中。

24. 神 庭

在鼻直上入髮際五分處。

25. 素 髎

在鼻柱上端準頭。

26. 水 溝

在鼻柱下溝中央，近鼻孔陷中。

27. 兌 端

在唇之上端。

28. 齦 交

在唇內齒上齦縫中。

十五、屬於衝脈經之穴（圖3-15）

1. 幽 門

在巨闕旁。

2. 通 谷

在上脘旁。

3. 陰 都

在通谷下。

4. 石 關

在陰都下。

5. 商 曲

在石關下。

通谷
石關
肓俞
四滿
大赫
橫骨

幽門
陰都
商曲
中注
氣穴
氣衝

會陰

圖3-15 衝 脈

6. 肓 俞

在商曲下。

7. 中 注

在肓俞下。

8. 四 滿

在中注下。

9. 氣 穴

在四滿下。

10. 大 赫

在氣穴下。

11. 橫 骨

在大赫下。

十六、屬於帶脈經之穴（圖3-16）

1. 帶 脈
在季肋下一寸八分處。

2. 五 樞
在帶脈下三寸處。

3. 維 道
在章門下五寸三分處。

帶脈

五樞

維道

圖3-16 帶 脈

十七、屬於陰維之穴（圖3-17）

1. 築 賓

在足內踝之上。

2. 府 舍

在腹結之下。

3. 大 橫

在腹哀之下。

4. 腹 哀

在日月之下。

5. 期 門

在兩乳之下。

6. 天 突

在結喉之下。

7. 廉 泉

在結喉之下。

廉泉

天突

期門

腹哀

大橫

府舍

築賓

圖3-17　陰維脈

十八、屬於陽維之穴（圖3-18）

1. 金 門
在足外踝下。

2. 陽 交
在足外踝上。

3. 臑 俞
在肩後胛上。

4. 臑 會
在肩之前廉。

5. 天 髎
在缺盆之上。

6. 肩 井
在肩頭之上。

7. 陽 白
在肩之上部。

8. 本 神
在曲差之旁。

9. 臨 泣
在兩目之上。

10. 目 窗
在臨泣之後。

圖3-18　陽維脈

11. 正 營

在目窗之後。

12. 承 靈

在正營之後。

13. 腦 空

在承靈之後。

14. 風 池

在腦空之下。

15. 日 月

在期門之下。

16. 風 府

在項後大筋間。

17. 啞 門

在項後之中央。

十九、屬於陰蹻之穴（圖3-19）

1. 照 海

在足內踝下。

2. 交 信

在足內踝上。

睛明

缺盆

交信

照海

圖3-19　陰蹻脈

二十、屬於陽蹻之穴（圖3-20）

1.申 脈

在外踝之下。

2.僕　參

在跟骨之下。

3.跗　陽

在外跟之下。

4.居　髎

在章門之下。

5.臑　俞

在肩髃骨後，
胛骨上廉。

6.肩　髃

在肩之端。

7.巨　骨

在肩之端。

8.地　倉

在口吻之旁。

9.巨　髎

在鼻之兩旁。

10.承　泣

在目下相距七
分處。

圖3-20　陽蹺脈

二十一、經外之奇穴（圖3-21）

1. 內迎香
二穴，在鼻孔之中。

2. 鼻 準
一穴，在鼻柱尖。

3. 耳 尖
二穴，在耳尖上，捲耳取尖上是。

4. 聚 泉
一穴，在舌尖上，當舌中，吐出舌中直有縫陷處。

5. 金 津
一穴，在舌下左旁紫脈上。

6. 玉 液
一穴，在舌下右旁紫脈上。

7. 魚 腰
二穴，在眉之中。

8. 海 泉
一穴，在舌根底部。

9. 太 陽
二穴，在眉梢兩旁陷中，太陽紫脈之上。

大骨空　中泉
魚腰　太陽
印堂　八邪
球後　耳尖　腰痛點
素髎　外勞宮　小骨空
二白　中魁　肘尖
十宣
聚泉
四縫

翳明　四神聰
耳尖
百勞　胃脘下俞
定喘　痞根
夾脊
下極俞
十七椎
腰奇
闌尾
八風
氣端
外踝尖
內踝尖
內膝眼
鶴頂
腰宜
髖骨
百蟲窩
腰眼
子宮

金津
玉液　海泉
內迎香

外膝眼

獨陰

圖3-21　經外奇穴

10. 大骨空

一穴，在大指中節，屈指當骨尖陷中。

11. 中 魁

二穴，在中指第二節骨尖。

12. 八 風

二穴，在足趾歧骨間，左右各一。

13. 八 邪

二穴，在手指歧骨間，左右各一。

14. 大 都

二穴，在次指虎口赤白肉際。

15. 上 都

二穴，在手食指中指本節歧骨間。

16. 中 都

二穴，在手無名指本節歧骨間，又名液門。

17. 下 都

二穴，在手小指本節後歧骨間。

18. 十 宣

十穴，在手指頭上，去爪甲角一分處，每指各一穴。

19. 五 虎

四穴，在手食指及無名指第二節骨尖。

20. 肘　尖

二穴，在手肘骨尖上。

21. 肩柱骨

二穴，在肩端起骨尖上。

22. 二　白

四穴，在掌後橫紋中，直上四寸，一手二穴（即郄門）。

23. 獨　陰

二穴，在足第二趾下橫紋中。

24. 內踝尖

二穴，在足內踝骨尖。

25. 外踝尖

二穴，在外廉轉筋。

26. 鬼　眼

四穴，在手大指去爪甲如韭葉處。

27. 中　泉

二穴，在手背腕中陽谿陽池之間陷中。

28. 小骨空

二穴，在手小指第二節尖上。

29. 印　堂

二穴，在兩眉中陷處。

30. 子 宮

二穴，在中極兩旁，各開三寸處。

31. 闌 門

二穴，在曲泉兩旁，各開三寸陷中。

32. 百蟲窠

二穴，在膝內廉上三寸（即血海）。

以上諸穴道，其各經通行與別一經銜接會合之處甚多，且異位同名，異名同位，亦已屢見，其間加以分析，始足有效；否則盲人瞎馬，欲尋經而無從矣。故每經各穴，必附以圖。

然圖之一物，但能示表面之形狀，而決不能示肌裡之情形。人身如小天地，其關節筋骨之處，穴道或藏於罅隙，或據乎突屈，而其一筋一脈之內容，一皮一骨之構造，勢不能就外面之形式而為肯定，此等所在，則又非圖視所可表示者矣。故圖中所列，謹就參考所得，使人易於明瞭，缺漏在所不免。

至其非圖形之可表顯者，亦只從略。皆非自遁，究其實，如能於此外面各穴，有所心得，則雖不用圖解，亦可以探驪得珠，而入其堂奧；否則，即知亦徒然。

第四章

穴同名異類

第一節　一穴二名

1. 後頂，又名交衝。

2. 強間，又名大羽。

3. 竅陰，又名枕骨。

4. 腦戶，又名合顱。

5. 曲賓，又名曲發。

6. 腦空，又名顳顬。

7. 顖息，又名囟匆。

8. 聽宮，又名所聞。

9. 瘈脈，又名資脈。

10. 素髎，又名面正。

11. 水溝，又名人中。

12. 承漿，又名懸漿。

13. 廉泉，又名結本。

14. 風府，又名舌本。

15. 上星，又名神堂。

16. 絲竹空，又名目髎。

17. 睛明，又名淚孔。

18. 巨髎，又名巨窌。

19. 肩井，又名膊井。

20. 淵液，又名泉液。

21. 臑會，又名臑髎。

22. 大雅，又名百勞。

絲竹空
上星
聽宮
曲賓
太淵
素髎
睛明
廉泉
巨髎
承漿
少海
缺盆
水溝
天窗
扶突
天泉
天鼎
俞府
玉堂
水突
天突
淵液
輒筋
期門
陰都
天池
巨闕
手三里
水分
神闕
腹結
上廉
四滿
下廉
衝門
湧泉
氣衝
陰市
橫骨
陰包
血海
陽谿
地機
漏谷
中都
蠡溝
三陰交
中封
太谿
照海

圖4-1　一穴二名（正面圖）

後頂　強間　腦戶　腦空　顖息　瘈脈　風府

臑會　支溝

三陽絡　支溝　肩井　風門

陽池　合谷　三間　二間　商陽　少澤　少衝

命門　腎俞　環跳　中膂俞　會陽　會陰

委中　飛揚　附陽　陽輔　懸鐘　申脈　崑崙　僕參　金門　湧泉

圖4-22　一穴二名（背面圖）

23. 命門，又名屬累。　　24. 風門，又名熱府。

25. 巨闕，又名心募。　　26. 期門，又名肝募。

27. 腎俞，又名高蓋。　　28. 中膂俞，又名脊內俞。

29. 天窗，又名窗籠。　　30. 天鼎，又名天頂。

31. 天突，又名天瞿。　　32. 扶突，又名水穴。

33. 天池，又名天會。　　34. 人迎，又名五會。

35. 缺盆，又名天蓋。　　36. 腧府，又名輸府。

37. 玉堂，又名玉英。　　38. 神闕，又名氣舍。

39. 四滿，又名髓府。　　40. 腹結，又名腸窟。

41. 衝門，又名上慈宮。　42. 氣衝，又名氣街。

43. 橫骨，又名曲骨端。　44. 輒筋，又名神光。

45. 陽輔，又名分肉。　　46. 陰都，又名食宮。

47. 水突，又名水門。　　48. 水分，又名分水。

49. 會陰，又名屏翳。　　50. 會陽，又名利機。

51. 太淵，又名太泉。　　52. 商陽，又名純陽。

53. 二間，又名間谷。　　54. 三間，又名少谷。

55. 合谷，又名虎口。　　56. 陽谿，又名中魁。

57. 三里，又名手三里。　58. 少衝，又名經始。

59. 少海，又名曲節。　　60. 少澤，又名小吉。

61. 天泉，又名少濕。　　62. 陽池，又名通門。

63. 支溝，又名飛虎。　　64. 蠡溝，又名交儀。

65. 中封，又名懸泉。　　66. 中都，又名中郤。

67. 三陽絡，又名別陽。

68. 陰包，又名陰胞。

69. 陰交，又名橫戶。

70. 委中，又名血郊。

71. 懸鐘，又名絕骨。

72. 漏谷，又名太陽絡。

73. 地機，又名脾舍。

74. 血海，又名百蟲窠。

75. 上廉，又名上巨虛。

76. 下廉，又名下巨虛。

77. 陰市，又名陰鼎。

78. 伏兔，又名外勾。

79. 太谿，又名呂細。

80. 照海，又名陰蹻。

81. 金門，又名梁關。

82. 崙崑，又名下崙崑。

83. 飛揚，又名厥陽。

84. 附陽，又名付陽。

85. 僕參，又名安郊。

86. 環跳，又名髖骨。

87. 申脈，又名陽蹻。

88. 湧泉，又名地衝。

（圖 4-1、圖 4-2）

第二節　一穴三名

1. 絡卻，又名強陽，又名腦蓋。

2. 禾髎，又名長頰，又名和髎。

3. 膻中，又名亶中，又名元見。

4. 鳩尾，又名尾翳，又名神府。

5. 客主人，又名上關，又名客主。

6. 瞳子髎，又名前關，又名太陽。

7. 肩髃，又名中肩，又名偏骨。

8. 脊中，又名神宗，又名脊俞。

9. 頰車，又名機關，又名曲牙。

10. 聽會，又名聽河，又名機關。

11. 上脘，又名上管，又名冒脘。

12. 中脘，又名太倉，又名胃募。

13. 氣海，又名季胦，又名下音。

14. 氣穴，又名胞門，又名子戶。

15. 中府，又名附中俞，又名門募。

16. 勞宮，又名五里，又名掌中。

17. 大赫，又名陰籬，又名陰關。

18. 長強，又名氣郄，又名撅骨。

19. 日月，又名神光，又名膽募。

20. 承筋，又名機腸，又名真陽。

21. 溫溜，又名池頭，又名逆注。

22. 復溜，又名呂腸，又名伏勾。

23. 陽關，又名陽陵，又名關陵。

24. 陽交，又名月陽，又名足竨。

25. 神門，又名銳中，又名中都。

26. 然谷，又名然骨，又名龍淵。

（圖4-3、圖4-4）

圖4-3　一穴三名（正面圖）

圖4-4　一穴三名（背面圖）

第三節　一穴四名

1. 啞門，又名對口，又名舌橫，又名舌厭。
2. 攢竹，又名始光，又名光明，又名員柱。
3. 關元，又名丹田，又名大中極，又名小腸募。

圖4-5　一穴四名（正面圖）

4. 中極，又名玉泉，又名氣泉，又名膀胱募。

5. 天樞，又名長谿，又名谷門，又名大腸募。

6. 京門，又名氣俞，又名氣府，又名腎募。

7. 承山，又名內柱，又名魚腹，又名腸山。

8. 承扶，又名內郄，又名陰關，又名皮部。

（圖4-5、圖4-6）

圖4-6　一穴四名（背面圖）

第四節　一穴五名

　　1.百會，又名三陽，又名五會，又名巔上，又名天滿。

　　2.章門，又名長平，又名季肋，又名脅髎，又名脾募。（圖4-7、圖4-8）

章門

百會

圖4-7　一穴五名（正面圖）　　圖4-8　一穴五名（背面圖）

第五節　一穴六名

1. 腰俞，又名背解，又名腰柱，又名髓孔，又名髓府，又名腰戶。

2. 石門，又名利機，又名丹田，又名精露，又名命門，又名三焦募。（圖4-9、圖4-10）

石門

腰俞

圖4-9　一穴六名（正面圖）　圖4-10　一穴六名（背面圖）

第六節　名同穴異類

1. 頭臨泣、足臨泣。　　2. 頭竅陰、足竅陰。
3. 腹通谷、足通谷。　　4. 腰陽關、膝陽關。
5. 手三里、足三里。　　6. 手五里、足五里。

（圖4-11、圖4-12）

圖4-11　名同穴異（正面圖）

頭竅陰

手五里

腰陽關

足竅陰　　足通谷

圖4-12　名同穴異（反面圖）

第五章
氣血與點穴之關係

　　人之一身，如一小天地也。各穴之分佈於人體，如星辰之分佈於太空；筋脈之貫通於全身，如山川之流行於大地；其餘孔竅毛髮之所被，則如草木生物雜生於天地之間，此為外表之徵象。至於五臟合於五行之生剋，十二經合於十二時之位置，各穴之合於周天定數，則人身固儼然一小天地矣。

　　考人之所以得生存者，全恃氣之與血。故醫家云：氣血為人生養命之源。其信然也。唯以其養命之源，故必視之極寶貴，而善為調攝，不容或有損害。如受損害，則養命源即傷，而生機亦因而絕。亦如山之崩，川之決，由小而大，以至於不可收拾；既不擴大，而損害之處，創亦必巨，欲平崩山，欲塞決川，亦非易易也。

　　丹士之言曰：人身之有氣血，猶天地間之有日月

焉。日月為陰陽之表像，晝夜於以分也。日月者，亦所以使天地光明，世界有滋生而向榮之勢；否則日月失其光明，則天地暝晦，生機滅而死機長矣。人身之氣血，亦陰陽之所繫焉。其流通無阻也，如日月之麗空，生機蓬勃，精神振而百邪遠；若一日為外物所阻，流行不暢，則如日月之被蝕，足使光明頓失，而成暝晦之象，人身於以病矣。故人身之於氣血，猶天地之於日月，其重要固不待言也。

至於點穴之道，亦唯氣血之所歸。蓋氣之與血，各有一端，其流行也，固亦有一定之循徑，而所經穴道，亦依次而至。而就其端而點之，則有如遏流，氣血之端，既不能前行，而後面正湧至，則勢必使全體失其功能，以至於或暈或啞，以及於死。若在氣血中流而點之，為害雖不如上述之甚，則有如飛湍橫流，於中流壅塞之。

在前者固一瞬即逝，而在後者不能繼至，至成首尾不能兼顧之局，亦足以使全身機樞，失其功效。

故點穴者，實點於氣血端之前，而使其不能通達，以影響於全身者也。亦如日月之被蝕，而不能顯其光明，而成暝晦之象焉。

夫此皆點穴與氣血流行之關鍵，而非不治之症也；點穴而至於不治者，必在死穴。其穴本統司一身

之機樞，在氣血未注之時，略有損傷，猶可借人力以醫之；若氣血方注於死穴之時，其人之所點，又為氣血端之死穴，則雖華扁，無能為也。

故習點穴者，必先知穴之所在，而又必知血氣之循行，然後施之，始克有效。夫氣血之流行，固有定時，某時在某處，某時入某經，初無略誤。而點穴者，於尋穴之外，又須依時。若時之未至，雖點無傷，氣血未至也。若時之已過，雖點不效，氣血已過也。而欲於不先不後、不偏不倚而點一穴，是其難固可知矣。無論如何，點穴者，必先知氣血之元始。

第一節　十二經氣血流注時辰歌解

一、手太陰肺經穴歌

手太陰肺十一穴，中府雲門天府訣。
俠白尺澤孔最存，列缺經渠太淵涉。
魚際少商如韭葉。
（左右各二十二穴）。

此一經起於中府，終於少商。取少商、魚際、太淵、經渠、尺澤。脈起於中焦，下絡大腸，還循胃口，上膈屬肺，從肺系橫出腋下循臑內，行少陰心主

之前，下肘中，循臂內上骨下廉，入寸口上魚際，循魚際大出指端。其支者，從腕後列缺穴，直出次指內廉出其端，交手陽明也。多氣少血，寅時注此。（圖5-1）

雲門

中府

天府

俠白

尺澤

孔最

列缺

經渠

太淵

魚際

少商

圖5-1　手太陰肺經

二、手陽明大腸經穴歌

　　手陽明穴起商陽，二間三間合谷藏。

　　陽谿偏歷溫溜長，下廉上廉手三里。

　　曲池肘髎五里近，臂臑肩髃巨骨當。

　　天鼎浮突禾髎接，鼻旁五色號迎香。

　　（左右四十穴）。

　　此一經起於商陽，終於迎香，取商陽二間三間，合谷陽谿曲池。其脈起於大指、次指之端，循指上廉，出合谷兩骨之間；上入兩筋之中，循臂上廉，入肘外廉，上循臑外，前廉上筋出髃骨之前廉；上出柱骨之會，上下入缺盆絡肺，下膈屬大腸。其支者，從缺盆上頸貫頰，入下齒縫中，還出俠口交人中，左之右，右之左；上俠鼻孔，循禾髎、迎香而終，以交於足陽明也。是經氣血俱多，卯時氣血注此，受手太陰之交。（圖5-2）

三、足陽明胃經穴歌

　　四十五穴足陽明，頭維下關頰車停。

　　承泣四白巨髎經，地倉大迎對人迎。

　　水突氣舍連缺盆，氣戶庫房屋翳屯。

　　膺窗乳中延乳根，不容承滿梁門起。

迎香
口禾髎
扶突
天鼎
肩髃
臂臑
手五里
肘髎
曲池
手三里
上廉
下廉
溫溜
偏歷
陽谿
合谷
三間
二間
商陽

圖5-2　手陽明大腸經

關門太乙滑肉門，天樞外陵大巨存。

水道歸來氣衝次，髀關伏兔走陰市。

梁丘犢鼻足三里，上巨虛連條口位。

下巨虛跳上豐隆，解谿衝陽陷谷中。

內庭屬兌經穴終。（左右九十穴）。

此一經起於頭維，終於厲兌。取厲兌內庭陷谷衝陽解谿三里。脈起於鼻交頞旁，約太陽之脈，下循鼻外，上入齒裡，還出俠口，環唇下交承漿，卻循頤後下廉出大迎，循頰車，上耳前，過客主人，循髮際，至額顱。其支別者，從大迎前下人迎，循喉嚨，入缺盆。下膈屬胃絡脾。其直行者，從缺盆下乳，內廉俠臍，入氣衝中。其支者，起胃下口，循腹里至下氣衝而合，以下髀關，抵伏兔下入膝髕中，下循胻外廉下足跗，入中指外間。其支者，下膝三寸，而別以下入中趾外間。其支者，別跗上入大趾間，出其端以交於太陰也。多血多氣，辰時氣血注此。（圖5-3）

四、足太陰脾經穴歌

二十一穴脾中州，隱白在足大趾頭。

大都太白公孫盛，商丘三陰交可求。

漏谷地機陰陵泉，血海箕門衝門開。

府舍腹結大橫排，腹哀食竇連天谿。

（左右四十二穴）。

此一經起於隱白，終於大包。取隱白大都大白商丘陰陵泉，與並滎俞經合也。脈起大趾之端，循指內側白肉際，過覈骨後，上內踝前廉。下腨內循胻骨

頭維
四白　下關
巨髎
頰車
地倉
大迎
人迎
水突
氣舍
缺盆
氣戶
庫房
屋翳
膺窗
乳中
乳根
不容
承滿
梁門
關門
太乙
滑肉門
天樞
外陵
大巨
水道
歸來
髀關
氣衝
伏兔
陰市
梁丘
犢鼻
足三里
闌尾　上巨虛
豐隆
條口
下巨虛
衝陽
解谿
陷谷
內庭
厲兑

大椎

圖5-3　足陽明胃經

後，交出厥陰之前，上循膝股，內前廉，入腹屬脾絡，胃上膈，俠咽入舌本。其支別者，復從胃別上膈，注心中。少血少氣，巳時氣血注此。（圖5-4）

圖5-4　足太陽脾經

五、手少陰心經穴歌

　　　　九穴午時手少陰，極泉青靈海少深。

　　　　靈道通里陰郄遂，神門少府少衝尋。

　　　　（左右一十八穴）。

　　此一經起於極泉，終於少衝。取少衝少府神門靈道少海。脈起心中，出屬心系下膈，絡小腸。其支者，從心系上俠咽系目。其直者，復從心系郄上肺，出腋下，下循臑內後廉，行太陰心主之後，下肘內廉，循臂內後廉，抵掌後銳骨之端，入掌內廉，循小指之內出其端。多氣少血，午時氣血注此。（圖5-5）

六、手太陽小腸經穴歌

　　　　手太陽穴一十九，少澤前谷後谿藪。

　　　　腕骨陽谷養老繩，支正小海外輔肘。

　　　　肩貞臑俞接天宗，髎外秉風曲垣首。

　　　　肩外俞連肩中俞，天窗乃與天容偶。

　　　　銳骨之端上顴髎，聽宮耳前珠上走。

　　　　（左右三十八穴）。

　　此一經起於少澤，終於聽宮。取少澤前谷後谿陽谷小海。脈起小指之端，循手大側上腕，出手中直

極泉

青靈
少海
靈道
通里
陰郄
神門
少府

少衝

極泉

圖5-5　手少陰心經

上，循臂骨下廉出肘內側兩骨之間，上循臑外，後廉
出肩解繞肩胛交肩上，入缺盆，絡心循咽下抵膈胃，
屬小腸。其支者從缺盆，貫頸上頰，至目銳眥轉，入
耳中。其支別者，別循頰上，抵鼻至目內眥也。多血
少氣，未時氣血注此。（圖5-6）

圖5-6　手太陽小腸經

七、足太陽膀胱經穴歌

足太陽經六十七，睛明目內紅肉藏。

攢竹眉衝與曲差，五處上寸半承光。

通天絡卻玉枕昂，天柱後際大筋外。

大杼背部第二行，風門肺俞厥陰四。

心俞腎俞膈俞強，肝膽脾胃俱挨次。

三焦腎氣海大腸，關元小腸到膀胱。

中膂白環仔細量，自從大杼至白環。

各各節外寸半長，上髎次髎中復下。

一空二空腰踝當，會陰陽尾骨外取。

附分俠脊第三行，魄戶膏肓與神堂。

譩譆膈關魂門九，陽綱意舍乃胃倉。

肓門志室胞肓續，二十椎下秩邊場。

承扶腎橫紋中央，殷門浮郄到委陽。

委中合陽承筋是，承山飛陽踝陽蹻。

崙崑僕參連申脈，金門京骨束骨忙。

通谷陰至小趾旁。（一百三四十六）。

此一經起於睛明，終於至陰。取至陰通谷束骨京骨崙崑委中。脈起目內眥，上額交巔上。其支者從巔至耳上角。其直行者從巔入絡腦，還出別下項，循肩膊內俠脊抵腰中，入循膂絡，腎屬膀胱。其支別者，從腰中下貫臀，入膕中。其支別者，從膊內左右別下，貫胛俠脊內過髀樞，循髀外後廉下合膕中，以下貫腨，出外踝之後，循京骨，至小趾外側端。多血少氣，申時氣血注此。（圖5-7）

107

風門　絡却
肺俞　玉枕
厥陰俞　天柱
膈俞　督俞　心俞　大杼
　　附分　魄戶
肝俞　膏肓　神堂　譩譆
膽俞　膈關　魂門
脾俞　胃俞　陽綱　意舍
三焦俞　胃倉
氣海俞　腎俞　肓門
大腸俞　志室
膀胱俞　關元俞
上髎　小腸俞
次髎　胞肓
中髎　中膂俞
下髎　秩邊

五處
眉衝　曲差
攢竹
晴明

承扶
會陽　殷門　白環俞
浮郄
委中　委陽
承筋　合陽
承山
飛揚
跗陽
崑崙　申脈
僕參　至陰
金門　足通谷
束骨　京骨

跗陽
崑崙
申脈
僕參
金門　束骨　至陰
京骨　足通谷

圖5-7　足太陽膀胱脾經

八、足少陰腎經穴歌

> 足少陰穴二十七，湧泉然谷太谿溢。
>
> 大鐘水泉通照海，復溜交信築賓實。
>
> 陰谷膝內跗骨後，已上從足走至膝。
>
> 橫骨大赫聯氣穴，四滿中注肓俞臍。
>
> 商曲石關陰都密，通谷幽門寸半闢。
>
> 折量腹上分十一，步廊神封陰靈墟。
>
> 神藏彧中俞府畢。
>
> （左右五十四）。

此一經起於湧泉，終於俞府。取湧泉然谷太谿後溜陰谷。脈起於小趾之下，斜趨足心，出然骨之下，循內踝之後，別入跟中，上腨內出膕內廉上，股內後廉，貫脊屬腎絡膀胱。其直行者，從腎上貫肝膈入肺中，循喉嚨俠舌本。其支者，從肺出絡心，注胸中。多氣少血，酉時氣血注此。（圖5-8）

九、手厥陰心包經穴歌

> 九穴心包手厥陰，天池天泉曲澤深。
>
> 郄門間使內關對，大陵勞宮中衝侵。
>
> （左右一十八穴）。

此一經起於天池，終於中衝。取中衝勞宮大陵間

或中
神藏
靈墟
俞府
幽門
神封
步廊
腹通谷
陰都
石關
商曲
肓俞
中注
四滿
氣穴
大赫
橫骨
陰谷
復溜
築賓
交信
太谿
照海
大鐘
然谷
水泉
湧泉

圖5-8　足少陰腎經

使曲澤。脈起於胸中，出屬心包，下膈應歷三焦。其
支者，從胸出脅下腋三寸，上抵腋下，下循臑內，行
太陰少陰之間，入肘中，下臂行兩筋之間，入掌中，
循中指出其端。其支別者，從掌中循小指次指出其

天池

天泉

曲澤

郄門

間使

內關

大陵

勞宮

少衝

圖5-9　手厥陰心包經

端。多血少氣，戌時氣血注此。受足少陰之交，其系
與三焦之系連屬。（圖5-9）

十、手少陽三焦經穴歌

二十三穴手少陽，關衝液門中渚旁。

陽池外交支溝正，會宗三陽四瀆長。

天井清冷淵消濼，臑會肩髎天髎堂。

天窗翳風瘈脈青，顱息角孫絲竹張。

禾髎耳門聽有常。（左右四十六穴）。

此一經起於關衝，終於耳門，取關衝液門中渚陽池支溝天井。脈起手小指次指之端，上出次指之間，循手錶腕出臂外，兩骨之間，上貫肘，循臑外上肩，交出足少陽之穴，入缺盆交膻中，散絡心包下膈，偏屬三焦。其支者，從膻中上出缺盆，上項俠耳後，直上出耳上角，以屈下頰至䪼。其支者，從耳後入耳中，至目銳眥。多氣少血，亥時氣血注此，受受厥陰之交。（圖5-10）

十一、足少陽膽經穴歌

少陽足經瞳子髎，四十四穴行迢迢。

聽會上關頷厭集，懸顱懸厘曲鬢翹。

率谷天衝浮白次，竅陰完骨本神邀。

陽白臨泣目窗闢，正營承靈腦空搖。

風池肩井淵腋部，輒筋日月京門標。

帶脈五樞維道續，居髎環跳風市招。

中瀆陽關陽陵穴，陽交外丘光明消。

陽輔懸鐘丘墟外，足臨泣地五俠谿。

圖5-10　手少陽三焦經

第四趾端竅陰畢。（左右八十八穴）。

此一經起於瞳子髎，終於竅陰。取竅陰俠谿臨泣丘墟陽輔陽陵。脈起目銳眥，上抵角下，耳後循頸，行手少陽之前，至肩上，卻交出手少陽之會，入缺

盆。其直者，從耳後入耳中，走耳前，至目銳眥後。其支者，別目銳眥下大迎，合手陽抵頸下，加頰車下頸合缺盆下胸中，貫膈絡脾，屬膽，循脅裡出氣衝，繞毛際，橫入髀厭中。其直者，從缺盆下，腋胸循過季脅下，合髀厭中，以下循髀陽出膝外廉下，外輔骨之前，直下抵絕骨之端，下出外踝之前，循足跗上入小趾次趾之間。其支者，別跗上入大趾，循歧骨內出其端，還貫入爪甲，出三毛。多氣少血，子時氣血注此。（圖5-11）

十二、足厥陰肝經穴歌

一十三穴足厥陰，大敦行間太衝侵。

中封蠡溝中都近，膝關曲泉陰包臨。

五里陰廉陽矢穴，章門常對期門深。

（二十六穴）。

此經起於大敦，終於期門。取大敦行間太衝中封曲泉。脈起大趾聚毛之際，上循足跗上廉，去內踝一寸，上踝八寸，交出太陰之後，上膕內廉循股，入陰中環陰器，抵小腹。俠胃屬肝絡膽，上貫膈，布脅肋，循咽喉之後，上入項嗓，連目系，上出額，與督脈會於巔。其直者，從目系下頰裡，環唇內。其支者，復從肝別貫膈，上注肺。多血少氣，丑時氣血注

頭臨泣 正營 承靈
本神 率谷
陽白 天衝
浮白
瞳子髎 頭竅陰
聽會 完骨 風池
肩井
淵腋
日月
帶脈 京門 輒筋
五樞
維道
居髎 環跳
市風 中瀆
膝陽關
陽陵泉
陽交
外丘 光明
陽輔
地五會 懸鐘
丘墟
足竅陰 足臨泣
俠谿

圖5-11 足太陽膽經

期門

章門

急脈

陰廉

足五里

陰包

陰包

膝關

曲泉

中都

中都

蠡溝

中封

太衝

行間

大敦

圖5-12 足厥陰肝經

此。（圖5-12）

　　練習點穴之人，於氣血經行之途徑，及按時流注
之處，則可參合各說，互相印證。

　　以上所舉者，雖僅十二時之氣血流注，與十二經
之所屬，不及於全身各穴氣血之流注，似感不全，然

吾既知某時氣血流注於某經，某經之主穴又屬於何處。但一究其氣血循行之順逆，則不及某時，氣血未至某經；已過某時，則氣血已過某經。依時辰相距久暫，不難推想而知其所在。此亦如為遠遊者計行程也。

學習點穴者，若單憑歌訣之指示，而不下苦功，探討研求，是必不能有所成就，故吾謂練習此道者，對於各經各穴之部位，固宜稔知。而對於周身氣血循行之理，亦宜有深奧之探討，然後合併而揣摩之，則必能豁然貫通，無論在何時間，舉手點穴，發無不中，此無他，心領之而神會之耳。

蓋點穴者，點住其氣血流行之頭，使之阻塞而已。既深知之（如某時氣血之頭，當在某穴，就其穴而點之，自能應手奏效），更運其指功以點穴，而絕其氣血循行之道，亦正如舉手閉門，以阻人之出入，固易為之事，吾故謂全在學者之探求領悟也。

茲更將十二時所主之穴列下：

子時人中穴，丑時天庭穴。

寅時喬空穴，卯時大杼穴。

辰時太陽穴，巳時上倉穴。

午時脈腕穴，未時七坎穴。

申時丹田穴，酉時白海穴。

戌時下陰穴，亥時湧泉穴。（圖5-13）

圖5-13 十二時辰所主穴道圖

天庭(丑時)
喬空(寅時)
太陽(辰時)
人中(子時)
大杼(卯時)
七坎(未時)
丹田(申時)
下陰(戌時)
白海(酉時)
脈腕(午時)
湧泉(亥時)

第二節　點穴法中之三十六主穴

　　人身穴道，雖應周天之數，然在點穴法中，主穴凡三十有六。此三十六穴，一被點打，即有生命之虞，且受傷之後，救治亦非易易，故善此者對於茲三

十六主穴，極力避免，不肯輕易下手也。

諺有云：穴有死暈，點有輕重。此三十六穴，實即死穴，點重不救。非若暈穴，被點之後，雖不省人事，及加以救治，立刻可以蘇醒。

茲將死穴之名列後。

(1)百會穴，(2)太陽穴，(3)鼻梁穴（即喬空穴），(4)人中穴，(5)牙腮穴（即頰車穴），(6)開空穴（即禾髎穴），(7)天井穴（即巨骨穴），(8)肩井穴，(9)氣門穴（即氣舍穴），(10)璇璣穴，(11)將台穴（即屋翳穴），(12)期門穴，(13)七坎穴（即鳩尾穴），(14)章門穴，(15)丹田穴（即關元穴），(16)下陰穴（指男性睪丸），(17)白海穴（即陰廉穴），(18)曲池穴，(19)脈腕穴（即內關穴），(20)三陰交穴，(21)衝陽穴，(22)太谿穴，(23)太衝穴，(24)湧泉穴，(25)天股穴（即風池穴），(26)對口穴（即啞門穴），(27)鳳眼穴（即大杼穴），(28)掛膀穴（即肺俞穴），(29)鳳凰眼穴（即神堂穴），(30)脊樑穴（即靈台穴），(31)鳳尾穴（即譩譆穴），(32)脊心穴（即神道穴），(33)精促穴（即膈關穴），(34)笑腰穴（即腎俞穴），(35)敲尻穴（即腰陽關穴），(36)踝骨穴（即崑崙穴）。

以上三十六穴，雖所舉之名，中多相異之處，然

以下列圖中之部位，與十二經所屬穴道圖，兩相印證，即可知其原名矣。

主穴正面圖。（圖5-14）

百會
喬空
太陽
人中
開空
牙腮
肩井
天井
氣門
將台
璇璣
期門
七坎
章門
京門
曲池
脈腕
丹田
下陰
白海
三陰交
衝陽
太谿
太衝

圖5-14　三十六大穴正圖

主穴背面圖。（圖5-15）

對口
鳳眼
脊梁
脊心

天股
肩井　天井
百會
掛膀
鳳尾
精促

笑腰
敲尻

踝骨

圖5-15　三十六大穴背面圖

主穴側面圖。（圖5-16）

圖5-16　三十六大穴側面圖

第六章

點穴之練習

　　夫點穴而欲制人者，傷德之事也，然有時不得不用。如遇強敵當前，欲制吾於死地，若不以相當之法應付之，則不啻自殘其生，自甘寂滅，夫如此則為正用。若恃以欺弱暴寡，殊去本旨遠矣。

　　蓋點穴者，以救人治病為第一要者。如吾被人所傷，知其所傷何穴，是穴屬於何經，當從何穴施手法，或投以何種藥物，而使之痊癒，斯是正宗。

　　若從恃以制人者，斯左道耳。然無論關於制人或拯人者，須必有一番練習，始克致用；否則但知穴之名，穴之所在，伸指點之，亦非不中，而不得其效者何也？是亦如孺子見鼎而知鼎，見淵而知淵，唯不能舉是鼎，而渡是淵也。

　　故點穴者既宜具有德行，而又須經一番練習，始克與言也；否則徒知穴脈，固無濟於其事，徒有武

功，無所施其技，左右掣肘，毫無是處也矣。然則所謂練習者將何從入手？曰此等功夫，非如尋常之溜腿踢足、奮拳揮掌已也。尋常拳腳，乃戾氣之所鍾，行之於叫囂隳突之場，亦足稱雄座右，然不足恃也。點穴之法，乃知氣之所在，運之於安閒鎮靜之時，談笑以退頑強。故其不同如此，而練法亦各異也。

總而言之，拳腳者，外表之功夫也，人人易見而易學。點穴者，內實之功夫也，雖非人人之所以得而知，實非人人之所能習也；且習此法者，必先究其人之可學與否，亦不似拳法之徒恃動作為能事。其人之天分高、悟性良者，雖恂恂小子，手不足以縛雛者，學此亦無不成；其人之資質鈍、不易化者，雖糾糾勇夫，力足以舉鼎者，學此亦必無就。故此點穴之法非盡人所能學，而古今來精於此道者，不聞有幾人焉。

今且將練習各法，分別錄下，以供博採焉。

第一節　練習點穴之第一層功夫

一、認　穴

點穴之法，其主要處完全在於穴道。知穴之所在，依其定時，舉手點之，始克有效；否則如盲人瞎

馬，決難望其有成。故在著手之初，最重要之關鍵，厥唯認穴。

將全身各穴，認之偏及，非但能口言其處，並能瞑目撫之，百不爽一，則功斯成矣。

其練習之法，先就一經之統屬各穴起（如先將手太陰肺經各穴起練）。先記其一經之穴名，次憶其穴道之部位，再用一木人，身繪一經穴之所在，志以暗記，先視而點之。漸熟之後，則晬而點之。最後如能在黑暗中點之，無一或失，則一經成矣。

然後，更以別一經所屬之各穴，如法演習之。由一而二，依次遞加，而至於十二經（督任衝帶陰陽蹻維）所屬之各穴，完全遍及。然後更將各穴合併而行之，百無一失，則認穴之功成矣。

夫穴者所占之地位極小，不可絲毫差池者也，故認穴一道，在尋常人視之，以為非極難之事；然就實在言之，要亦非極易之事也。因一穴之所在，其所占之處，周不及二三分，且連屬處其他穴道亦不少，最近者相距只二三分處。萬一疏忽，誤此為彼，或誤彼為此，在制人者，固不足以應手奏功；而醫人者，適足因此貽禍。

故點穴一法，無論欲制人，欲治人，於認穴一道，切不可不慎。認穴能真，雖危急之症，亦可應手

而癒；認穴不切，則誤人亦等於砒鴆。學技之人，點穴之法，固不容不知，且不容不深知，非為他也。

認穴一步功夫，能真切無誤後，以下更進而求他，著手固較易，收效亦較速矣。

然此一步功夫，非一年不可。

二、尋　徑

所謂點穴者，其所點之處，須在主穴，而非空穴（按：空穴即氣血未至，及氣血已過之穴道）。若點空穴，則指頭上雖有功夫，亦決不能應手奏效。欲其奏效，則唯有點在氣血頭上，則如照海尋珠，萬無一失。

唯氣血頭之所至，有一定之時刻；氣血之經行，有一定之路程。十二時辰，合於十二經，而十二經所屬之穴，亦應十二時辰。故點穴者，除知穴道所在之處外，猶須知人身氣血流行之途徑，與夫何時辰氣血頭當達何穴，何時辰氣血頭當過某處，不稍錯誤。然後依時辰之變化，而點於應點之穴，則氣血之頭被遏，前行不得，後又壅塞，足以使其人閉氣受制。

時辰一說，亦不能固定，經訣所指，不過擇其主要穴道而言，其餘小穴，固不詳載，是則在學者之用心體會。不妨以周天定時之數參酌之，因周天之百六

度,而人身之穴道,亦稱是,依是理而推求之,必有所得。如某時氣血之頭,應在某穴,今未及某時一刻,或已過某一時刻,則氣血頭之所在,不難推求而得。

唯有一事,必須詳加研求,即氣血之循行,究竟向上逆行,或向下順行,或向旁橫行,茲數者,勢必知其詳細,始可得心應手,否則誤其前後左右亦不足奏功也。此於血液循行,固不可不知,而十二經所應時辰,亦須深明也。

吾所謂尋徑者,即尋氣血流行之途徑也。在表面觀之,此一事似較認穴為簡,其實較認穴為難。唯二事須並行不悖,可收互相為用之功,而致其術於實用。

尋徑一事,無他法可以練習,唯有熟讀歌訣,而深究其循環之理,使周天定時之說,與穴道相合,然後審時而行之,無不中矣。

三、考 問

練習點穴者,對於認穴、尋徑二事,自審有相當之辨識後,尤須加以考問,以免舛誤。

其法最好與精於此道之人,日夕相處,在閒暇之時,請其舉一穴名,詢其穴之何在;或指一地位,詢其地之為何穴。先以各主要穴道相盤詰,次及於各小

穴暨經外奇穴等，不依規矩，間雜相問，能對答無誤後，則進一步盤詰各穴所屬之經絡，內應臟腑之何部。再進一步，則問氣血循行之途徑，並及於何時何刻當點何穴，則可傷人之何經何絡，內引何臟，被點者當有何種現象，救治當用何種手法，或何種藥物。如此逐日盤詰，可收事半功倍之益。（圖6-1）

盤詰一法，正如良師之提一二句古書詢學生以出處，非熟讀謹記者，決不能對答如流，絲毫無誤。且一經單提盤詰之後，更不易遺忘，學點穴法正與讀書無異。

唯盤詰之人，對於點穴一道，亦須有極深之經驗，始克勝任。若門外漢則雖能舉穴名相問，至答之是否準確，無從而知。所答不誤，固無若何之關係；若所答非是，即無從加以校正，以訛傳訛，適足以貽誤學者之功業。

在盤詰之時，對於死穴及難穴，尤宜格外注意。死穴為一經點打，即無法救治之穴。難穴則為隱藏不顯，不易點打之穴，如在兩骨節相合處中間，及肌肉厚實處各穴。

因點死穴，害人生命，固為損德之事；若點難穴，功夫不深，或用勁不足，手指雖達於是穴，亦未必能使氣血之頭立時被阻，應手以制人，故須格外留

意。熟習之後，死穴既不致濫點，遇著難穴，下手使
勁亦有一定之分寸，不致失效。

　　以上三事，皆為點穴之初步功夫，純熟後更進練
第二層。

圖6-1

第二節　練習點穴之第二層功夫

一、指　功

點穴之術，貴以一指之力，克敵制勝，非若拳腳之踢打。然一指之力，亦至有限，觸於硬質之物，且虞自傷，欲求制人，談何容易，非具有極深之鍛鍊，決難如願。故學點穴者，對於第一層功夫篇中所屬三事，能體會入微之後，最要者，厥唯練習指勁。

唯練習指勁之法，種種不一，或循序漸進，或並行不悖，或就此種種之中，任擇一種練之，皆無不可。茲且分述之，以資採擇焉。

在入手之初，不論欲練何種，以指頂之皮肉，未曾堅實，必須在較軟之物上練習之。若入手即在硬物上練，易於傷指，最好在杉木板上練習。

練時或併中、食二指，或單用一指，以指點之。（圖6-2～圖6-5）

初時盡可從輕，入後逐漸加重，與日俱進，以至於極重。大約經二三月，指頂已不似未練時之脆弱，則可捨杉木板而他圖矣。

圖6-2

圖6-3

圖6-4

圖6-5

指頂既漸堅實，則可練習點石，併中、食二指，
或單用一指，向平滑堅硬之石上，依前法點之。（圖
6-6、圖6-7）

亦由輕而重，初時必略感痛苦，入後漸不覺，然
後更換粗糙而有芒角之堅石，依法練習之，三年之
後，必可有成。

圖6-6

圖6-7

或不練點石，而練插沙。先用石船一只，中實散沙，厚約三寸，以二指或一指點插之。（圖6-8、圖6-9）

　　沙質本鬆，固無困苦，勤習一年；然後傾去散沙，換入鐵珠，更如法指插一年；則傾去鐵珠，而易以鐵屑。

　　以鐵屑一物，其形狀固不若鐵珠之劃一，且多稜角鋒利之處，故上手時必受痛苦，或竟略傷皮肉；然

圖6-8

圖6-9

以藥水洗之，可以無患。在鐵屑中練習一年之後，其指可以透鐵，遑論乎人之肉體，此功較點石功效宏，練者所受痛苦，亦不可同日而語也。

（四）

此外，亦有人以頂勁練習其指者，其功則與上述二種完全不同，專運一臂之全力，貫注於二指或一指之上。而即以其指頂按於一堅硬之物上，向下按捺，至力盡而略休。（圖6-10、圖6-11）

每日勤行，功亦上下於點石。唯在入手之初，亦以杉木板為宜；入後由木板而堅樹，而堅石，下三年苦功，亦可望其有成矣。

圖6-10

圖6-11

唯此功略緩，因點石、插沙等功，其重在點，指頂一著穴道，即可收效；此則重抵按，手指著穴，非使勁抵之，不可奏功也。

五

以上所述，皆利用指頂、點、鑿、抵、按之力以制人，此外又有以指之抓勁制人者。功雖略異，收效固相同也。

抓勁大概合大、中、食三指並用之，唯三指之中，必以一指為之主，即按於穴道之指也，其餘二指，特相輔以行耳。

練法亦有數種，請略述之。

以一青石，製成圓錐形，上銳下豐，略如荸薺狀，其銳端之周圍，大約較掌面小一圍。練者乃將大、中、食三指頂端之一節彎轉，作鷹爪攫物狀，然後握石錐之銳端，盡三指之力，緊緊扣之。（圖6-12～圖6-14）

力乏稍休，以舒指節。每日勤行，日數百度，三年之後，其指觸石，可成粉屑；若被拿住穴道，必無僥倖。

圖6-12

137

圖6-13 圖6-14

練習此功，亦不必定石錐，始克奏效，凡質地堅硬，形似石錐之物，亦皆可應用。最簡單則用小口酒罈一具，以厚鐵箍環其頸，壇中貫沙或鐵屑，依法練習之，功效亦同，是在學者之自擇矣。（圖6-15～圖6-17）

更有一種功夫，既可用於抵按，亦可用於抓攫。

其法將全身俯臥地上，以

圖6-15

圖6-16　　　　　　　　　圖6-17

　　兩手各出三指（大、中、食）頂按地面，後面以足尖點地，然後將全身抬起，除手指足尖外，其餘完全離地，相距地面約三四寸。至力乏時則徐徐降下，伏地略事休息，然後更行。（圖6-18、圖6-19）

　　如此行數百度，非但指頂之勁，充足異常，即兩臂、兩足尖之力，亦可增長不少。三四年後，用以點

圖6-18

圖 6-19

人，無不如願矣。

　以上所述之數種，練成雖足致用，然猶是外層功夫，非指著於穴道，決難奏效。而練習已非易易，若欲求手指不著人身，憑空指點，而能奏效之內層功夫，是則難而又難者矣。

　學者在練習之時，所練者如點石插沙之功，最易傷及皮肉，即別種功夫，有時亦容易或無意受傷，則宜用藥水洗之。如能在行功之先，浸洗一次，防患未然，是則更佳。

　其方用：生半夏、羌活、生南星、青皮、辣椒各一兩，川烏、象皮、乳香、鹿含草、五加皮、紫草、當歸各一兩五錢，大附子二個，黃蜂窩二個，川椒一兩，鷹爪一對，青鹽四兩，老醋五斤。

　同煎去渣，冷時以手浸入，俟覺中如蟻咬，即起出拭乾，然後行功，可保無虞。

二、點　打

指勁練成之後，則可進一步練習點打，是乃參合認穴、尋徑等各法而行之者。

用巨木一株，製成人形，高低大小，無異真人，頭面手足，亦須悉備。然後以朱墨依各穴所在處點而志之，其朱點之大小，須與人身穴道大小相稱，不可相差。其主要穴道，則用黃色或其它顏色點之，不用朱墨，以別於尋常穴道。

佈置周妥之後，練者面對木人而立，相距尺許。自己默數一穴，或請人隨意舉一穴名呼之，即運功勁於兩指或一指之頂，依所說之穴點之。一點之後，又須自審所點之穴，有無錯誤，然後再舉別一穴點之。

初時必感生澀、倉促或多錯誤，或發手不能中於穴中，但每日勤行，日行數百度，久而漸熟，此病立除。

（圖6-20）

圖6-20　木人圖

附：點打木
人三十六穴位圖
譜。（圖6-21～
圖6-56）

圖6-21　點百會穴

圖6-22　點太陽穴

圖6-23 點鼻梁穴

圖6-24 點人中穴

圖6-25　點牙腮穴

圖6-26　點開空穴

圖6-27　點天井穴

圖6-28　點肩井穴

圖6-29　點氣門穴

圖6-30　點璇璣穴

圖6-31　點將台穴

圖6-32　點期門穴

圖6-33　點七坎穴

圖6-34　點章門穴

圖6-35　點丹田穴

圖6-36　點下陰穴

圖6-37　點白海穴

圖6-38　點曲池穴

圖6-39　點脈腕穴

圖6-40　點三陰交穴

圖6-41　點衝陽穴

圖6-42　點太谿穴

少林點穴法
真傳秘訣

圖6-43　點太衝穴

圖6-44　點乳根穴

圖6-45　點天股穴

圖6-46　點對口穴

圖6-47　點鳳眼穴

圖6-48　點掛膀穴

155

圖6-49　點神堂穴

圖6-50　點脊樑穴

圖6-51　點鳳尾穴

圖6-52　點脊心穴

157

圖6-53　點京門穴

圖6-54　點笑腰穴

圖6-55　點敲尻穴

圖6-56　點踝骨穴

159

此一步功夫，完全在日間光明處練習，用兩目之視力，以輔其手指者。練至百無一失時，雖可用以臨敵，但猶非上乘功夫，須呆板遲滯以取人，不能隨指點以取人也。

欲求進步，須練眼力，眼力既足，然後依前法於夜間昏黑中行之。唯此事極難，非旦夕所能收效也，然練習亦有一定之訣竅。在昏黑之中，向木人而立，些小之穴道，本非尋常目力所能辨，即眼力練習有素者，亦僅能記其約略，然則欲點打無誤，詎可得乎？是有法也。

舉手之時，先目審手之高下，在己身之何部，指尖所向，當在何穴，默忖之後，始髮指點之。（圖6-57）

另用石灰貯器中，先蘸灰於指而後點，每點十穴，燃火驗其有無錯誤。勤行之，一年必能成功。

更有一法，先於燈火下練之，然後逐漸減其光焰，以至於完全熄滅，而後已。其法取乎漸進，便於學習，唯費時當稍久耳。

學點穴者，對於此一步功夫練習純熟，以至百發百中，所中能不偏不倚，用以臨敵，自能輕靈活潑，任意指點，無不命中。非但一二人所不能困，即在眾圍之中，亦可使敵人於轉瞬間失其抵抗能力，誠驚人

圖6-57　黑夜點打木人穴道

之絕技也。

　　唯點打之手法，亦須依穴道而分別其用力之輕
重，不可一律使勁也。如點主要各穴，敵人有生命出
入者，則使勁之時，宜乎略輕，蓋輕即足以制人，若
稍重立足致死，舉手殺人，雖曰自衛，究竟亦傷陰德
也。若點難穴，必用足功勁，蓋如骨骼之間，肉厚之

處，用力猶恐不能達其目的，若不用力，則完全無效矣。故學習時，木人之主穴、難穴，宜以他色別之，則學者可以一目了然，發指時先定用力之輕重也。

三、眼　功

眼力一事，在武術上極為重要，無論拳腳器械，皆以眼為主，初不僅點穴之功為然也。唯眼力在武術上，但能轉動靈活，已盡能事，是尚易為，而在點穴術上，則不僅如此，務須力求其銳利，最好能於暗中辨察豪芒，是則非下苦功練習，不能臻此境地也。

練習之法，可分兩步：

在入手之初，宜於每日夜間，熄燈靜坐，瞑目定心，默思室中各物之位置，某物在某處，某處有某物，沉思片時，然後啟目視之，初雖不可得見，越時稍久，自能隱約見之。以至於完全看見而後已。（圖6-58、圖6-59）

若用綠紙糊燈，置室中，坐而視之，依次減滅其光焰，以至熄滅而能辨物，亦無不可。此則先用湖色紙為燈罩，中燃油燈；越若干時後，將紙色加深少許，燈焰減小少許；紙色淡湖至黑色，燈焰由棗核大減至於無。唯此漸進之法，須時稍久，學習卻較為便利也。

此第一步功夫為外層，練成之後，雖能在黑暗中見物，唯過小之物非所能視，須更進一步，練習內層不可。

圖6-58

圖6-59

於每日天色朦明，紅日將出之際，步至曠野，山上尤佳，面東而立，以待日出。俟旭日自地面透出時，即屏息閉氣，靜心凝神，怒目定睛以視日，一炊時許，自覺眶中有熱氣一縷上透，宜即緊閉雙目。

（圖6-60、圖6-61）

　　先運睛珠向左右瞬爍，如織女投梭，左右各七十二度。（圖6-62）

　　然後，更運睛珠自左泛上，轉右達下，亦行七十

圖6-60

圖6-61

　　左右轉動眼球，實際是垂簾閉目，為方便習
者看得明白，繪成睜眼圖示。

圖6-62

本圖為逆時針與順時針旋轉眼珠之法，實際為垂瞼閉目，為方便練習者看懂眼珠轉動之法，故繪成睜眼圖示。

圖6-63

二度。次自右泛上，轉左達下，亦七十二度。（圖6-63）

行畢，稍休。然後開眼再行視日。視後再瞬，瞬視各三十六次而功畢。

如能勤行，三年之後，雖在黑暗之處，亦可以明察秋毫。有此眼力，以言點穴，則手眼相應，即暗中點人，亦發無不中矣。

第三節　練習點穴第三層功夫

一、虛　勁

凡練習點穴之人，在第二層功夫完畢，造爐火純青之境，用以臨敵，較尋常之各種武術，自應高出倍蓰，不可同日而語。唯究竟尚屬於外層，非手指著穴不能奏功，故敵人相距略遠，即失效用。

若內層功夫者，則敵人雖在十步之外，指不著穴，但依穴道所在之處，遙遙指點，即有勁自指端射出，而達於敵人之穴，亦可立刻阻住其氣血之頭，使不能活動循行，全身麻木，不能動彈。其術較外層為尤妙，此畢竟何術以致之？曰：是乃虛勁之為用耳。

唯練習此種虛勁，較之練習實勁，其難易實有懸殊。

第一步，宜置一架於出入必經之處，更以絲線製一碗大圓球，繫以絲線，懸諸架上。出入行經其處，則駢二指憑空作勢指點。（圖6-64）

初時相距極近，唯以手指不及棉球為度，如此指點，先時棉球必不為所動，及後自能應指盪遠。

出入每見棉球，必指若干度。待近處能使棉球盪出後，逐漸移遠，至尋丈以外為度。

圖6-64

　　然後易棉球為紗球，使分量略重，如法練之。亦能於尋丈之外，遙遙指點，使紗球應指盪出為度。

　　然後更易以紗囊、鐵珠袋等極重之物，依前法練習之。（圖6-65）

　　至能在相距二丈處，盡二指之力，射發三十斤之重物，則虛勁已極可觀。

　　唯此虛勁，中間並無別種障礙，尚係直勁，若著於皮肉之上，雖亦足以傷人，然一遇堅厚之衣服，或有防護之裝束，如甲冑之類，從中阻礙，其勁即不能透入，而使敵人受制。故虛勁練成之後，尤須練透勁，此則內層功夫之初步耳，唯非三四年苦功，不克有成也。

圖6-65

二、透　勁

　　所謂透勁者，即勁能透物之謂也。常人之勁，必著物而後及，至能運勁憑空擊人，已非易事，今欲使其勁透物而入，以制敵人，非難而又難乎！在不知者聞此說，且疑為荒誕不經，實則苦功所致，無不可致之事也。諺云：「只要功夫深，鐵杵磨成針。」誠不刊之論也，唯此項功夫，練習為難耳。

　　先用油燈一盞，燃置於桌上，燈之前面，則豎一紙屏為障，障紙初時宜用洋皮紙，取其質韌而薄，勁易透也。人立距桌二尺處，以指點之，火焰為紙所障，初時勁必不能達，稍久略能如微風透入，使光微

搖;入後漸使火焰搖動;再進則一指點間,燈焰閃爍
不定,搖搖欲滅;以至於應手而滅為止。(圖6-66)

　　然後,移遠二尺。二丈後更換厚皮紙;如法練習
有效,則更換成硬紙;進而至於玻璃、鐵板為障,亦
能在相距二丈之外,運力指點之,勁能透入,使燈熄
滅,則功造大成。在更易屏障之際,同時須注意燈
焰,務使逐漸放大;油燈之焰至無可再大時,則易以
燭。(圖6-67)

　　燭之後,則易線香。線香之後,則易棒香。(圖
6-68)

　　因香之為物,有火無煙,極不容易熄滅。能隔鐵
板而指向使滅,則功造爐火純青之境矣。

　　練成此功,固非一年半載之時日,最少亦須三年
五載。而練成之後,其勁能達三十步以外,非但能直

圖 6-67

圖 6-68

接達於敵人表面之皮肉，而使之受傷；即敵人身衣甲
鎧，其勁亦能透入而使之受傷。平常人練得此等功
夫，亦足稱雄於武術界。若更益以點穴之法，更有相
得益彰之妙，雖敵人頑強眾多，吾但駢其二指，遙遙
作勢指點，亦必應手而倒，無可抵禦。

　　此項內層透勁，實為武功中之最高者，唯練習非
易耳。

第七章

救治概要

第一節　各要穴受傷之治方

學習武事者，能傷人，必能救人，否則即為死手。

尋常武術，固已如是，而點穴一法，實為尤甚。因尋常武術，出手傷人，不中要害，尚不至有生命之虞，既自己不能治，猶可借重於傷科，而點穴則不能也。世之為傷科者，未必能知點穴之理，不知其理，即無所用其手法，而此等損傷，又非藥石所能奏效，故必自我點之，自我治之。

救治之法，初亦非難，蓋點穴之理，即以阻滯氣血，使不能流動，而致全身受其牽制；若能開其門戶，使氣血復流行，則經脈即舒，其病自去。如某時

點人，閉住某穴，則其氣血必滯於其穴之後；之法當在其穴之前而啟之，使所閉之穴，感受震激，漸漸放開，則所阻滯之氣血，亦得緩緩通過其穴，以復其流行矣。

唯被點之時間過久，則氣血必有一部凝結，而成為瘀，是則除用合宜之手法外，猶當借藥物之力，以行其瘀；否則瘀滯於內，氣血雖不完全受到阻遏，然流行亦決不能暢，必且因此而成別種病症，甚成稱為殘廢，是宜審慎為之。

茲將各要穴受傷之治方錄後。

(一)傷喬空穴

當歸二錢，川芎錢半，白芍錢半，天麻五分，尋骨風二錢，白芷一錢，肉桂一錢，三七二錢，甘草五分。研末，酒沖服。

(二)傷七坎穴

肉桂二錢，神麴三錢，當歸二錢，紅花一錢，麥冬三錢，枳殼一錢，橘紅一錢，龍骨三錢，沉香五分，三棱錢半，莪朮二錢，甘草五分，生薑二片。酒水各半煎服。

(三)傷中脘穴

茯苓三錢，黃耆二錢，朱砂一錢，乳石一錢，枳殼一錢，厚朴一錢，砂仁八分，白芷錢半，陳皮一

錢，破故紙二錢，甘草五分，龍眼肉五個。酒水各半
煎服。

(四)傷神闕穴

生地三錢，三七一錢，血竭一錢，腹皮二錢，茯
苓三錢，赤芍二錢，歸尾三錢，陳皮一錢，甘草五
分，蔥白三根。酒水各半煎服。

(五)傷丹田穴

肉桂一錢，歸尾二錢，丹皮錢半，三七一錢，車
前子三錢，木通一錢，山藥二錢，麝香三分，丁香六
分。研末，酒沖服。

(六)傷命宮穴

沙參三錢，當歸二錢，紅花一錢，枳殼一錢，菟
絲子三錢，厚朴一錢，血竭二錢，細辛五分，麥冬二
錢，五靈脂三錢，自然銅二錢，七厘散六分，生薑二
片。童便（一杯沖），酒水各半煎服。

(七)傷鳳頭穴

加皮（即五加皮）二錢，紅花一錢，木香一錢，
甘草五分，桑寄生三錢，乾葛錢半，虎骨三錢，肉桂
一錢，木通一錢，法半夏錢半，地鱉三錢，甲片三
錢，乳香（去油）三錢，沒藥（去油）三錢，破故紙
三錢，蔥白三個。酒水各半煎服。

(八)傷腎俞穴

生地三錢，烏藥二錢，黃柏二錢，牡蠣三錢，破故紙三錢，玄胡索三錢，小茴一錢，澤蘭錢半，紅花一錢，蘇木二錢，紫草三錢，乳香（去油）三錢，木香一錢，杜仲三錢。水煎服。

(九)傷鳳尾穴

羌活一錢，烏藥一錢，半夏錢半，紅花一錢，石鐘乳三錢，血竭一錢，檳榔錢半，木香一錢，小茴一錢，破故紙三錢，丹皮錢半，木通一錢，桃仁三錢，胡椒一錢，生薑二片。童便一杯沖，酒水各半煎服。

(十)傷天平穴

血竭二錢，虎骨二錢，三七一錢，甘草五分，人中白一錢，山羊血一錢，自然銅（醋煨）二錢，灶心土四錢。水煎服。

(十一)傷封門穴

桔梗一錢，丹皮錢半，紅花一錢，木通一錢，破故紙三錢，木瓜一錢，三七二錢，大茴一錢，獨活一錢，沒藥（去油）錢半，乳香（去油）錢半，甘草五分，肉桂一錢，茯苓三錢，灶心土一兩。酒水各半煎服。服此方不癒，再進下方。

滑石四錢，朱砂一錢，龍骨三錢，烏藥一錢，人中白二錢，茯神三錢，秦艽錢半，甘草五分，續斷二

錢，紫荊皮錢半，厚朴一錢，紅棗七個，建蓮七粒。水煎服。

(十二)傷湧泉穴

牛膝三錢，木瓜一錢，杏仁四錢，加皮二錢，丹皮錢半，青皮錢半，大黃三錢，歸尾三錢，硼砂一錢，車前子三錢，細辛七分，獨活錢半，羌活錢半。研末，陳酒沖服。

第二節　輕傷加減藥方

1. 三棱五錢，赤芍錢半，血竭一錢，當歸一錢，莪朮（常與三棱相配的理氣活血藥）一錢，木香一錢，烏藥一錢，青皮一錢，桃仁一錢，元胡一錢，蘇木一錢，紅花一錢，骨碎補錢半。

2. 如傷頭部，則照上方加羌活、防風、白芷三味。

3. 如傷胸部，則照上方加枳殼、枳實、茯苓三味。

4. 如傷胃脘，則照上方加桔梗、菖蒲、厚朴三味。

5. 如傷兩肋，則照上方加膽草、柴胡、紫荊皮三味。

6. 如傷背部，則照上方加烏藥、五靈脂、威靈仙三味。

7. 如傷手臂，則照上方加續斷、五加皮、桂枝三味。

8. 如傷腰部，則照上方加大茴、破故紙、杜仲三味。

9. 如傷腹部，則照上方加小茴、茯苓、陳皮三味。

10. 如傷腿部，則照上方加牛膝、木瓜、三七三味。

11. 如大便閉塞，則照上方加大黃、枳實二味。

12. 如小便閉塞，則照上方加車前子、木通二味。

上方凡輕傷皆可服；但依傷處之部位，而定應加之藥，如法煎服，頗具神效。至所用分量，猶須視傷勢而定輕重，亦不必定拘於方中所列之分量也。蓋用藥猶用兵，貴能審時度勢，臨機應變耳。

第八章
點穴須知穴道及治療傷穴真傳

第一節　穴道歌訣

人頭頂心名百會穴。兩額角為太陽太陰。兩耳背為洪堂。兩頰腮為掛筋牙角。喉結左右為氣食二貫。

肩下為肩窩。窩下側旁相連為筋池。

乳上騎縫一根筋是命脈。乳下一根筋為璇璣。乳下第二脅肋筋下為鎖心。

鎖心下捉脅控心。控心穴下為捉命。捉命穴下是肺苗。肺苗穴下為吊筋。吊筋穴下為攢心。攢心穴下是貼肺穴。

心窩上為痰凸。心窩下左旁為膽疽。膽疽穴下是血阻。血阻穴下是捉命。捉命穴下是斬命穴。

右邊肩窩下側旁相連為筋脈；左邊同。右邊乳上

為脈宗。乳下為囊肉穴。囊肉下為血胚穴。血胚穴下是肺經。肺經穴連肝經。肝經穴下是心瓣。心瓣穴下為歸陰穴。歸陰穴下是遊魂穴。

心窩下、膽疸穴下、偏右旁，下為幽囚穴。幽囚穴下為血崩。血崩穴下是幽關。

臍頂上為食結。臍下為反肚。臍偏左為氣隔。臍偏右為血隔。氣隔下是血倉。血隔下是氣海。右如痰寧。左如食倉。左右肚角為海角。陰子腎囊下為海底。

左腳腿為貼骨筋宗。右腿為貼筋浮筋。沉屙左右同。腳魁為血膝。左右小腳膀肚為血池。足面為脈筋。

食倉痰寧穴在小肚兩角。略上三分為空堂、為鎖腰。

左脅肋下為氣隔池。右脅肋下為血隔池。

手股曲窩為筋縮捉筋。

第二節　穴道跌打損傷治療真傳

一

腦門骨髓，打出不治。

兩眼對處截梁，即鼻梁，打斷不治。

兩太陽，打重傷不治。

突骨，即結喉，打斷不治。

塞即氣管，結喉下橫骨空斷處，打傷不治。

胸前塞下橫骨一直至人字骨，每懸一寸三分為一節。人字骨上第一節受傷，一年死；第二節傷，二年死；三節傷，三年死。

心坎，即人字骨，打傷立時暈悶，久後必成血症。

食竇在心坎下一寸，打傷恐成反胃絕症。

丹田穴，臍下一寸三分；丹田穴下一寸三分，為氣海穴，內即膀胱。倒插拳打重傷者，如不醫治，一月而亡。

以上為前穴部位定數。

後部穴道，頭上腦後骨打碎與腦前同，此乃絕症不治。

天柱骨照突骨看，百勞穴與塞對看。

二腎在背脊左右，與臍相平對之處，打傷點傷，必定發笑或哭不治。

屁股穴（即長強穴），打重傷，當時屎出，後成脾瀉。

海底穴，大小便兩分之處，打重傷不治。

以上為背部穴道。

左乳上脈動處，為氣門，打傷當時氣塞，不過三時，急救無妨，遲則不治。

痰門右乳上屬痰，血海右乳下軟肋處屬血，右傷發嗽，左傷發呃。

小腳肚打傷，主黃胖病，四肢無力，後必作嗽。先服紫金丹，助以勝金丹，次服六味地黃丸，加止嗽藥。

右乳上下傷，先服奪命丹，助以蚯蟲散，再煎臍內引經藥味；左右傷，加柴胡二錢。

胸前背後傷，加桔梗、青皮。

兩手傷，加桂枝、落得打，煎洗再服。

兩腿骨傷，用角尖膏敷。

腰脊傷，用麩皮運，服腰痛之貼，苦痛落。

海底傷，血必上沖，當時頭大震，耳鳴，目暈昏，心內悶絕。先服護心丸止痛。傷雖在下，其疼患在上，可服活血湯方。

如便閉，急灸臍法。

治外腎傷，與上同。治外腎受重傷，恐其上升，須一人靠其背後，將兩手根從小肚兩旁，從上壓下，先用喜子草、鹹酸草煎湯，待冷洗之。

尾閭傷，服車前子七錢，米湯送服；或先用熨運，服表汗藥。

小肚旁傷，先服紫金丹，又服煎劑茵陳等藥，與黃病同治。

痰門傷，口必噤，目反上，身強。五絕之症，有二三症不犯，七日內先服奪命丹，煎劑下之；若傷在上，行不得，可服紫金丹，趕出痰血，次服行血藥煎劑。如五絕之症，有可治者，略有微氣不絕，嘴唇不黑，一也；心中溫暖，指爪不黑，二也；鼻無微氣，面無煙波，三也；筋骨軟寬，目不絕輪，四也；海底不傷，腎子不碎，五也。

血海傷，久則成痞，用朴硝熨法，不必用末藥，宜服核桃酒數帖，外用千捶膏貼之，血痞自然消散。先服奪命丹，後貼千捶膏，次服虻蟲散一二分為度。

四

治上部等症，用散血為主，一日一服，吃不得紅花、當歸等藥。

凡少幼人，以淨為主，藥次之；盛壯力大，藥宜加重；如老弱之人，藥宜減小，凡服藥，切忌豬、羊、雞、鴨、鵝、魚、蛋、糟油煎麥食等物，戒房勞、惱怒，服藥更妙。重者忌百二十日。

凡去宿血，虻蟲散；吐血，紫金丹；危急，奪命丹；發表，冬瓜散。重傷調理，邊成十三味方。

牙關緊閉，先用吹鼻散，用鵝管吹入，男左女右。無嚏，再吹兩鼻；再無嚏，用燈心道之。口中有痰，吐出為妙。如無嚏，只凶症，不可用藥。

氣門受傷為塞氣，必口噤、身直如死。此症過不得三個時，更用急救，遲則氣從下降，大便瀉出，則無治矣。亦不可慌張耳，且近病人口鼻，候其氣息有無；如有氣者，必是側插拳打傷，須一人揪其發伏膝上，背中須輕敲挪運之法，使氣從中出復蘇。左右部受傷暈悶，俱不可服表汗之藥，左服紫金丹，右服奪命丹；至三日身熱不涼者，可服表汗藥，去其風邪。

凡治新傷，血未歸經，只可服七厘散。如七日以後，再服行瀉之藥。

骨折，先貼鼠錄膏壯骨之藥，上用運法。

斷骨如接，不得故意用劫藥，如南星、半夏、草烏等毒，不得過三時，藥毒自解，不必用解藥。

五

治傷四法，運、薰、灸、倒。

最輕用冬瓜皮散。

次用運法。內有宿血，在皮內膜外，面皮浮腫，

服瓜皮散，不得用行藥為先。然後用薰法。

如宿傷可薰。凡新傷血未歸經，切不可薰洗，恐其血攻心竅。

如久症重傷，可用灸治法，能消久瘀宿血。非但服藥可療，凡骨節酸疼，行走不得者，定有瘀血風濕，如不治，後恐發毒。先服東瓜皮散，次用灸法。

再重傷人，噤口不語，飲藥不下，先灌硫射散；然後用倒法，吐其惡物；次服虻蟲散一二劑。法用倒訣，將病人臥棉被上，以盛壯人牽四角使左右十數翻身，使其必吐惡物，方可治。如不吐，不治矣。

亦有仙丹一味，名十八返丸，服諸般毒藥，灌下五分即解，重者一錢即吐毒物，神效。

百會穴打傷，腦髓不破，只肉有疼痛、頭暈不能行走者，照方治效。

太陽、太陰二穴打傷，雖不入肉，終有後患，瘀血行於兩旁，難以救治，七日內須進活血丹。

洪堂兩穴傷筋，用寬筋活血湯為主。

氣食貫二穴打傷，若不出鼻血，不用調治；若傷重，可服金磚五分，川芎湯送下。

肩窩筋池二穴，若打傷，不治；恐筋縮不能復

直，可用活血膏一張，內服沒藥三服。

命脈本通心竅，而能走痛，七日內可治，宜服奪命丹。

脈宗一穴，若點傷，轉手難以調治，是二七之症，三日內可用散血安魂湯。

痰凸二穴，打傷，其氣必急，可用寬筋活血利氣為主。

璇璣一穴，打傷，恐血沖心，速飲五虎散，後服煎藥。

鎖心一穴，通心竅，若傷重，七日內可服山羊血、五虎散發之，遲不能癒。

肺苗一穴，若傷，痛三日，身上微熱，不時發嗽，過三七日不治。

腕心一穴，若傷，須要瀉出，不可內消。

吊筋一穴，若傷，遍身筋縮，不能伸直，只在七日之症，不能亂治，急用寬筋活血湯為君。

攢心一穴，與心脈相通，傷則血迷心，先服金磚五分，後服煎藥。

貼肺一穴，與血倉相通，周年之症，須用順肺生血為主。

食倉一穴，撬傷，反胃，忌油煎等物。

血倉一穴，與心肺五臟相關，由此養心而活命。

若傷此穴，則咳嗽不得，一嗽即吐，速進山羊血五分；然後煎藥，外用雷火針灸之，無有不效。此症七七之期，不可亂治。

斬命一穴，若撬傷，轉手無治。

膽疽一穴，若撬傷，轉手只有百日之期，則人皮黃骨露，漸漸瘦疲而死，無治。

血阻一穴，若傷，無救。

捉命一穴，若傷，無救。

幽囚一穴，受傷，百日之期，緩緩可治。

血崩、血倉二穴，若傷，同治。

幽關一穴，受傷，則氣血相隔不通，只有五七之期。

氣隔一穴，若傷，轉手無治。

痰寧一穴，受傷，宜急治。

遊魂一穴，受傷，無治。

歸陰一穴，受傷，無治。

心瓣穴，與腕心穴同治。

肝經一穴，若傷，眼珠紅色而反上，六七之期。

血胚一穴，若傷，與鎮心穴同治，外用雷活針灸之。

脈宗一穴，若點傷，與命脈穴同治，先服末藥五味，煎藥同方。

食結一穴，若傷，則血裹食不能消，漸漸能大，周年之症。

海角一穴，若傷，多只百日；若轉二手，七七之期，不可亂打亂治。

貼骨穴共三穴，打傷，筋宗穴、血膝穴三處同方治。虎骨二錢、川斷二錢、牛膝二錢、木瓜二錢、歸尾錢五、桂枝一錢、碎補二錢、杜仲二錢。

筋宗穴與血膝穴，打傷湯方：桂枝一錢、歸尾錢五、紅花一錢、川芎二錢五、陳皮一錢、赤芍錢五，四五劑，酒水各半煎服。

血池穴受傷，三年之症。牛膝錢五、歸尾錢五、肉桂錢三、川芎錢三、銀花一錢、陳皮一錢、石斛一錢、虎骨錢五、川斷錢五、碎補錢五，酒水各半煎十劑。

鎖腰二穴受傷，一時發笑，難以調治，不過一日即亡，過三日可治。

海底一穴，為一身總筋，若著斬腿傷之，小便不通，胞肚發漲，難以醫治。

腳面脈筋受傷，不破皮，與筋宗穴、湧泉穴同方。如果皮肉破者，方見後。

第三節　各穴受傷治療真傳

1. 腦頂百會穴方

川芎、當歸各二錢，赤芍、升麻、防風各八分，紅花、乳香（去油）各四分，陳皮五分，甘草二分，二劑酒水各一碗，煎半碗溫服。

2. 治太陽、太陰二穴方

當歸錢二，紅花、黃耆、白芷、升麻、橘紅各五分，荊芥、肉桂、川芎各八分，甘草二分，加童便如製陳酒煎服。

3. 治洪堂二穴方

大黃八分，毛竹節灰、松梻炭各五分，金磚一錢，加陳酒送服。此名五虎散。

後治煎藥，靈仙、桂枝、川芎、川斷、桃仁各一錢，陳皮八分，甘草三分，當歸錢五，水煎酒沖溫服。

4. 治氣食二貫方

若傷重可服，金磚五分、川芎二錢，煎湯送下。外傷膏藥貼之效。

5. 治肩窩筋池

蘇木心、木耳炭、毛竹節炭、歸身各一錢五，升

麻、川芎各一錢，酒吞下。外用膏藥貼之。

6. 治命脈穴

歸尾、紫草、蘇木、紅花各錢五，肉桂、陳皮、枳殼各一錢，石斛、甘草各五分，童便製陳酒煎服三劑。

7. 治脈宗穴

歸尾、桃仁、川斷、寄奴、紅花各一錢，枳殼錢三，甘草二分，骨碎補、藕節各錢五，山羊血三分，酒水各半煎好，山羊血沖服。

8. 治痰凸二穴

當歸、川芎、紅花、大腹皮、骨碎補各一錢，荊芥、杏仁、紫草、蘇葉各八分，木耳炭錢五，燈心一丸，酒水各半煎好，木耳炭沖。

9. 治璇璣穴

猢猻竹根（用偏根）、錦醬樹根、連根獅子頭草、槿添樹根（去心）、天翹麥根（去皮）各五分，陳酒煎服；若翻肚加薑汁一匙沖溫服，忌油煎生冷食，七日不妨。

10. 治鎖心穴

大黃錢五，毛竹節炭一錢，金磚四分，千年丁灰八分，松梓炭一錢，酒吞下。然後服湯藥，桃仁七粒，紅花八分，白芥子一錢，陳皮、枳殼、羌活、歸

尾各二錢，肉桂錢五，蘇木錢五，赤芍五分，甘草二分，酒水各半煎服。

11. 治肺苗穴

歸尾三錢，紅花、陳皮、杏仁各八分，白芥子一錢，沒藥（去油）四分，獨活、石斛、蘇葉、甘草各五分，加燈心一丸，陳酒煎服。

12. 治腕心穴

歸尾、陳皮、川斷、白芥子各一錢，大黃三錢，枳殼八分，紅花、羌活各五分，黑丑錢五，大甘草四分，小薊錢五，加燈心一丸，酒水煎。

13. 治吊筋穴

威靈仙錢二，川斷、狗脊、當歸各一錢，虎骨錢五，桃仁二分，淡竹葉四分，蘇葉、防風、乾薑各五分，酒水各半煎服四劑。

14. 治攢心穴

大黃、歸尾各一錢，川芎、赤芍各八分，羌活、柴胡、紅花各五分，陳皮、桔梗各六分，甘草二分，照前法服。

15. 治貼肺穴

杏仁、陳皮各八分，降香、蘇葉、當歸、碎補、白芥子各一錢，升麻五分，甘草二分，加燈心一丸，酒水各半，童便一盞，煎服三劑。

16. 治食倉穴

山羊血三分，歸尾、紫草、碎補、芥子、大黃各一錢，川羌活、枳殼、石斛各五分，乳香（去油）八分，甘草三分，加燈心一丸，酒水各半煎服。

17. 治血倉穴

當歸、生地、續斷、石斛各一錢，紅花、陳皮、芥子各五分，羌活、赤芍各八分，甘草二分，酒水各半童便煎服。

18. 斬命穴

受重傷不治。

19. 治膽疽穴

可先吃金絲吊鱉一個，搗碎絞汁灌之，渣放酒板一匙調敷效。再用金磚一錢，陳酒沖服；當歸一錢、桃仁十粒、橘紅五分、甘草二分、燈心丸一枚，煎湯溫服。

20. 治幽囚穴

歸尾、陳皮各一錢，碎補、枳殼各二錢，紅花、荊芥、乳香、沒藥各五分，甘草半分，白芥子八分，酒水各半煎服。

21. 治血崩穴

與血倉穴同方。

22. 治幽關穴

肉桂、歸身各一錢，紫丁香、降香末各五分，陳皮、枳殼各八分，蘇子錢五，甘草半分，加燈心一丸，陳酒水各半煎服四劑。

23. 治痰寧穴

蘇葉、荊芥、良薑各一錢，羌活、當歸各八分，杏仁、砂仁、紅花、枳殼各五分，甘草半分，煎法照前。

24. 治心瓣穴

與腕心穴同方。

25. 治肝經穴

藕節錢五、肉桂、烏藥、川續斷、白芥子、乳香（去油）、當歸各一錢，劉寄奴八分，木耳炭五分，甘草半分，煎法如前三劑。

26. 治脈宗穴

金磚四分，毛竹節炭、千年丁灰、蘇木心各五分，白地龍乾末錢五（酒洗，即白項蚯蚓），共研末陳酒吞服效。

27. 治食結穴

大黃、穀芽各錢五，莪朮、陳皮川芎、桃仁、楂肉、石斛各一錢，當歸五分，芥子八分，甘草二分半，虎骨醋製一錢，童便製法，陳酒煎服。

28. 治海角二穴

川芎、陳皮、砂仁各一錢，白芷、當歸各錢三，大黃錢五，甘草二分半，煎法如前四劑。

29. 治貼骨、筋宗、血膝

三穴共方。牛膝、虎骨、川斷、赤芍各錢五，桂枝、陳皮、紅花各一錢，川芎錢三，歸尾五分，酒水各半煎四劑。

30. 治血池穴

牛膝、歸尾、川斷、碎補、虎骨各錢五，銀花、石斛、陳皮、肉桂各一錢，川芎一錢三，十劑。

31. 治鎖腰二穴

杜仲、虎骨、狗脊、毛竹節炭各錢五，川芎、歸尾、赤芍、桑皮、古錢各一錢，川斷錢三，乳香（去油）錢五，核桃肉一兩，酒水各半，童便炙法，煎好核桃肉沖服兩劑。

32. 治海底穴

地鱉蟲五十個，參三七，酒煎服，渣搗爛敷傷處。大忌房事，如若不忌難治。威靈仙、歸尾、杜仲各錢三，川芎、桑皮、川牛膝、大腹皮、劉寄奴各一錢，紅花五分，甘草三分，童便炙，水煎酒沖服五劑。

33. 治腳面脈筋穴

如不破皮，用強筋草四錢，楊梅樹皮五錢，松絲

毛六錢，活血丹二錢（活血丹，即茜草，俗稱紅雞子草），共陳酒糟搗爛敷之。

若破傷筋，大黃、山芋各錢五，研末敷患處，次用白玉膏貼之神效。白占、黃占各一兩，兒茶、乳香（去油）、沒藥（去油）各三錢，銀珠三錢，生豬油二兩，熬去渣，加蔥白共煎，煎如灰形，取油滴水成珠，入白占化過，收入碗內，投入藥和勻，存性三日可用。

34.鶴口穴方

薏苡二錢，木瓜二錢，川斷二錢，碎補半煎三錢，紅花錢五，虎骨四錢，杜仲二錢，肉桂八分沖，歸尾三錢，加皮三錢，酒水各半煎四帖。

第四節　點穴治療真傳

1.點華蓋穴治法

華蓋穴在心上，屬肺經，受傷重，血迷心竅，必定昏暈而死。

急用藥發散為妙，恐防心胃氣血瘀滯，用引藥為君：枳殼二錢、良薑二錢，同十三味藥方（十三味方見後）共煎，用陳酒沖服。加七厘散二分，能通心胃滯血。

腹中泄瀉，四五次，用冷粥一碗吃下立止。

再服奪命丹三服痊癒。

如不治，十三個月發症，主死不治。

2.點肺底穴治法

肺底穴，凡插拳打重者，九日定亡，或出鼻血而死。

急服十三味煎藥，另加引藥：桑白皮二錢，照前煎服。又七厘散半分，紫金丹三服痊癒。

如不治斷根者，十二個月發嗽死不救。

3.點正氣穴治法

左偏乳上一寸三分，名正氣穴，屬肝經。衝拳打重者，十二日死。

引藥：乳香二錢、青皮二錢，同十三味煎服。又七厘散三分，次服奪命丹二服。

如傷輕不服藥，四十八日發病，主死不救。

4.點氣海穴治法

左乳下一寸四分，為氣海穴。兜拳打重者，三十八日死。

加引藥為君，木香二錢、廣皮二錢，同十三味煎服。又七厘散二分半，次服奪命丹三服，再加減十三味痊癒。

5.點上血海穴治法

右乳上一寸三分，為上血海穴，屬肺經。槍拳打重者，一百十六日而死。

加引藥：紅木香二錢、元胡索二錢，同十三味煎服。又七厘散二分，推行瘀血，再奪命丹三服，加減十三味痊癒。

6.點正血海穴治法

右乳下一寸三分，為正血海穴，屬肺經。劈拳打重者，吐血而死。

劉寄奴二錢，桑黃二錢，同十三味湯藥煎服。又七厘散二分半，次飲奪命丹一服。

如不治痊癒，六十四日主死不救。

7.點下血海穴治法

右乳下一寸四分下，血海穴，屬肺經。直拳打重者，六日瀉血而死。

急治十三味，加引：靈脂錢五、蒲黃錢五，共煎服。又七厘散二分半，次奪命丹三服。

如不醫癒，五十四日定死不救。

8.點氣血二海穴治法

左右旁乳下一寸三分，氣、血二海，屬心、肝、肺。此乃「一拳害三賢」，三俠同傷，七日主死。

急治十三味，加引：木香錢五、枳殼錢五，同煎

服。又奪命丹三服，七厘散三分。

如不服藥治癒，五十六日必死無救。

9. 點黑虎穴治法

心口軟骨中，名黑虎心穴。凡插拳打傷，立刻眩暈不醒。

急用十三味，加引：肉桂一錢、炒紫丁香六分，同煎服。又七厘散一服，次奪命丹三服，再地鱉紫金丹四五服，有效。

如不服藥治癒，百日主死。

此穴若虎爪打重者，拳回即亡無救，拈傷十二日主死不治。

10. 點藿肺穴治法

心口中下一寸三分，為藿肺穴，屬心經。文武拳捶打重者，立刻昏暗不醒。

再用打右旁肺底穴下半分，隨舉劈掌一挪擦，就還醒，此名回魂穴。

受傷引藥：桔梗一錢、川貝錢五，同十三味煎服二劑。又奪命丹三服，次七厘散二分半，再紫金丹三服。

如不治痊癒，可百二十日發病而死不救。

11. 點翻肚穴治法

心口中偏左一寸三分，名為翻肚穴，屬肝經。衝

天拳打重者，一日即死。

加引：草豆蔻一錢、木香一錢、巴豆霜八分，同十三味煎服。又七厘散三分，次飲奪命丹三服；又加減十三味，湯藥二劑；再用地鱉紫金丹三服。外用吊藥敷之。

如不治痊癒者，百二十日主死不治。

12. 點腹臍穴治法

腹臍，內屬小腸、脾二經。戴拳打重者，二十八日定死。

加引：桃仁錢五、元胡索錢五，同十三味煎服。又七厘散三分，奪命丹三服痊癒。

如不服藥治癒，一月發病，主死不救。

13. 點丹田穴治法

臍下一寸三分，為丹田穴，亦名分水，精海二處相連，屬小腸腎經。直拳打重，九日即死。

加引：三棱、木通各錢五，同十三味煎服。又七厘散一分半，次加減十三味二劑。

如不服藥治癒，四十九日定死不治。

14. 點正分水穴治法

臍下一寸四分水穴，屬膀胱經，此處是大小腸二氣相匯之穴。如若下插拳打重者，大小二便不通，十四日死。

急服十三味，加引同煎莪朮、三棱、生軍各錢五。又服七厘散分半，次紫金丹二服。

如不醫痊癒，百八十四日死不治。

15. 點氣隔穴治法

臍下二寸偏左肚，為氣隔穴。凡拋拳打重者，百八十日死。

加五加皮、川羌活各錢五，同十三味煎二劑。又服七厘散二分半，再服奪命丹三服。

如不治痊癒，一年而死。

16. 點關元穴治法

臍下一寸三分偏右五分，為關元穴。甩拋拳打重者，五日必亡。

急治十三味，加引：小青皮、車前子各二錢，同煎。又七厘散三分，奪命丹三服痊癒。

如不服斷根，二十四日發脹死不治。

17. 點血海門穴治法

右肋臍下二寸並橫，血海門穴。戟插拳打重者，百四十七日主亡。

加引藥：柴胡、當歸各錢五，同前煎湯方煎服。又七厘散二分半，次飲奪命丹三服。

如不治者，百二十日之症。

18. 點氣隔門穴治法

左肋軟骨稍肉相連之處，名氣隔門穴。插直拳打重者，百二十日主亡。

加引藥：厚朴、五靈脂、砂仁各一錢，照前煎服。又奪命丹三服，再加減十三味三服。

如不治痊癒，二百四十日必死。

19. 點血囊穴治法

右肋軟骨下二分，為血囊穴，並氣囊二處同。追拳打重者，四十二日主死。

加引藥：歸尾、蘇木各錢五，與前法服。又地鱉紫金丹四五服痊癒。

如不治癒者，十二個月死不救。

20. 點血倉期門穴治法

右肋鎖骨下八分軟肉之處，為血倉期門穴。虎爪拳拈傷，六十日亡。

加引：丹皮、紅花各錢五，同前法服。又奪命丹三服。

如不服藥痊癒，一年發症而死。

21. 點氣血囊合穴治法

左旁筋鎖骨下一分，此處氣血相交，名為氣血囊合穴。戟拳打傷，重四十二日死。

加引：蒲黃二錢、韭菜子錢五，沖，十三味同煎

服。加陳酒一盅沖飲更效。

如不服癒，三月定發症無醫。

22. 點督脈穴治法

頭腦後枕骨中受傷者，此處為督脈穴，能通三經，一身之主。如果骨碎立死，或五日七日死。

急用川芎二錢、當歸一錢，為引，同前煎服。又七厘散三分，次用奪命丹四五服。

如不治痊癒，後腦疼不止，周身窄痛無救。

23. 點正額穴治法

頭額正中，屬心經。如損傷皮破，出血不止，傷風發腫者，三日主死。如重傷，皮肉不破，瘀血迷心竅，六七日而死。

急用引經藥：羌活、防風、川芎各錢五，同前法服。又奪命丹三服痊癒。

24. 點大腸命門穴治法

頭角兩邊，屬太陽太陰筋，大腸命門穴。受傷重七日死，輕傷十五日死。如損傷耳目，瘀血化膿不死。如傷風脹腫者，亦主死。

急用引：川芎、羌活各一錢，照前服。又七厘散二分，次奪命丹二服，外用八寶丹粉藥敷之，立效。

如不治痊癒，十人九死。

25.點臟血穴之法

頭兩邊耳尖上，名臟血穴，亦云少陰經，屬肝經厥陰經。二府損傷重者，血走肝腎，悶絕立死。如傷破出血、見風損氣者，必定浮腫，在四十日內死。

用引藥：當歸一錢、生地二錢、川芎一錢，照前法服。又七厘散三分，次奪命丹三服，外用桃花散敷之。

如不治癒，五十六日發症而死。

26.點印堂眉心穴治法

頭中額下一寸，為印堂眉心穴，屬陽星神。受傷重者，頭發腫如斗大，三日內主死。如若皮破出血不腫者，無妨。如悶傷滿腫出血，主死不治。

急服藥，加引經：防風、羌活、荊芥、川芎各錢五，照前法服。又七厘散三分，次奪命丹三服痊癒。

27.點血阻、捉命、斬命、黑虎心、歸陰、遊魂穴治法

絕命之穴看其偏正救治。

此六穴，受傷重者必死。如輕傷可治，切莫輕意。治方見前。

如果胸肋骨斷碎者，雖非正穴，如無祖傳神方，十有九死。此妙方神效無比，名曰重生膏，又名喝骨引。用法須口訣相傳也。

取重秋糯稻草生穀者，用鮮者四兩、陳者二兩，炒灰，以童便製七次，存性。再用續隨子葉（去刺）二兩，搗千餘捶，以草灰和勻；再搗糊；加飛小麥粉一盅，搗成膏。陳酒製好，敷患處，立止痛，神效。

再服七厘散，重一分，輕半分，酒吞服。又地鱉紫金丹一錢，奪命丹三服，再十三味方，臨症加減。

28.點背部穴治法

凡人身背部穴道，生死之位，屬腎命。

背心第七節骨兩旁，偏下一分，軟肉之處，打重者必吐血痰，一年主亡。

用引藥：補骨脂、杜仲二錢，照前法服。又奪命丹三服。

如治不痊癒，十四個月必死無救。

29.點後海穴治法

腎命穴下偏兩旁，並橫下一寸八分，為後海穴。打重者三十三日死。

引藥：補骨脂錢五、烏藥二錢，照前法服。又紫金丹三服，又加減十三味再服痊癒。

如不治痊癒，六十四日發症不治。

30.點腰眼穴治法

後海下一寸三分，兩腰眼中，左屬腎，右屬命。虎爪拳打重者，發笑，三日主死。

加引經藥：桃仁、續隨子各錢五，照前法服。又奪命丹三服，次服藥酒痊癒。

如不服斷根，後發症而死不治。

31. 點命門穴治法

腰腎右邊旁中，為命門穴。文武拳番插重者，昏沉不醒，十四個時辰必死。

宜急治，加引藥：桃仁、前胡各錢五，照前法服。又奪命丹三服，次用藥酒痊癒。

如不治斷根，後發症服藥不效。可服前治之方，再加丹參二錢，全煎服有效。

32. 點後海底穴治法

臀股尾骨下二分，為後海底穴。打重者七日主亡。

加引經藥：大黃、月石、木瓜各二錢，前方同煎。又奪命丹三服。

如尾骨尖重傷，不治痊癒，一年發黃胖而死不治。

33. 點鶴口穴治法

兩腿骨盡處，為鶴口穴。打重者一年而亡。

加引藥：薏苡二錢、木瓜二錢、牛膝錢五，照前服。又地鱉紫金丹四服。

如不治癒，後發瘋疾不治。

34. 點湧泉穴治法

腳底心，為湧泉穴。打重傷者，十四月主死不救。

急治無妨，加引經：甘木瓜、川牛膝二錢，照前法服。

若腎子傷者，用參三七二錢、益智仁二錢。

以上三十六大穴，受傷重者立死，輕傷可救。輕者不知其痛，後日發病而亡，只道病多服藥不效，有內傷故也。

凡鬥打時切不可輕意，須當服藥為主。

各穴道受傷者，先用發散為主，十三味總煎方為君，加減十三味為佐，丸藥、藥散臨症用之。凡施藥切勿誤人，慎之慎之。

第五節　總煎十三味方

一、總煎十三味方（通治跌打損傷）

川芎二錢，歸尾三錢，玄胡二錢，木香二錢，青皮二錢，烏藥二錢，桃仁二錢，遠志二錢，三棱錢半，莪朮二錢，碎補二錢，赤芍二錢，蘇木二錢。

如大便不通，加生軍二錢；小便不通，加車前子三錢；胃口不開，加厚朴、砂仁各二錢。

水二碗煎半碗，陳酒沖服。

二、加減十三味方

紅志（去油）錢半，寄奴二錢，肉桂錢半，廣皮二錢，香附二錢，杜仲二錢，當歸三錢，玄胡二錢，砂仁二錢，五加皮三錢，五靈脂二錢，生蒲黃二錢，枳殼錢半。水煎酒沖服。

【又方】

赤芍、烏藥、枳殼、青皮、木香、香附、桃仁、玄胡、三棱、莪朮、寄奴、砂仁、蘇木。

危急者，去寄奴，加蔥白三枚；如吐血，加荊芥三錢炒焦，藕節一兩。

陳酒煎服。

【又方】

廣皮錢半，青皮一錢，五靈脂三錢，生蒲黃二錢，赤芍二錢，歸尾三錢，桃仁二錢，香附一錢，五加皮二錢，紅花半錢，枳殼二錢，烏藥二錢，砂仁二錢，元胡錢半。陳酒煎服。

三、通治發散方

凡損傷，先須發散瘀血，不遇重症，宜通用一二劑。

川芎二錢，歸尾二錢半，防風二錢，荊芥二錢

半，澤蘭二錢半，枳殼二錢，獨活二錢，猴薑二錢半，天蔥豆三枚。水煎酒沖服。

四、發散上部方

防風二錢，白芷一錢，紅木香一錢，川芎二錢，歸尾二錢，赤芍二錢，陳皮二錢，羌活二錢，法夏二錢，獨活錢半，碎補錢半，甘尾一錢，生薑三片。水煎酒沖服。

五、發散中部方

杜仲、川斷、貝母、桃仁、寄奴、蔓荊子各二錢，當歸、赤芍、自然銅（醋煅）各三錢，肉桂八分，茜草一錢，細辛一錢。水煎酒沖薑汁服。

六、發散下部方

牛膝、木瓜、獨活、羌活各三錢，川芎二錢，川斷、厚朴、靈仙、赤芍、銀花各二錢半，甘節一錢。水煎酒沖薑汁服。

凡人上、中、下一處受傷，須用發散藥一二劑為要。氣急有痰，加製半夏二錢；風痰，加製南星二錢；心驚，加膽星半錢、桂心八分、香附半錢。同煎服。

第九章
少林羅漢三十六勢打穴圖譜

少林羅漢三十六勢打穴圖譜

一、繞山捶（圖9-1、圖9-2）

圖9-1

（一）敵方左墊步進身，右拳擊打我方面部。我方右腳上進步相迎，右前臂格擋敵右腕外側，將其攻擊拳化解。

圖9-2

（二）我方右掌內旋向右下壓按敵右前臂，左腳向前上進一步，落於敵方右腿後側，右腳隨左腳上步向左閃步，隨即左手控住敵方右臂，右手虎鉗拳由己左臂上穿出，擊打敵方右側耳後腦空穴。

少林點穴法 真傳秘訣

210

二、絞手翻（圖9-3～圖9-5）

圖9-3

圖9-4

（一）敵方左墊步進身，右拳擊打我方胸部。我方左腳向後撤退一步，上體右轉，避敵鋒芒之際，左臂屈肘內裏阻截敵方右前臂外側。

（二）我方左臂順勢向下壓砸敵方右前臂。

右腿。；右手劍指戳擊其頸部廉泉穴。

（三）我方左腳進步，由後鎖住敵

圖9-5

三、迎面捶（圖9-6）

敵之人中穴。

格擋敵方右前臂內側，右手虎鉗拳直衝

部。我方右腳上步迎上，同時用左前臂

敵方左墊步進身，右拳擊打我方面

圖9-6

四、洗手炮（圖9-7～圖9-9）

圖9-7

圖9-8

（一）我方主動進攻，右墊步進身，右拳擊打敵方面部。敵方右腳向後撤退步，用右前臂裏格我方右腕部內側。

（二）我方右腳向己左腳後側插步，左前臂由己右前外側向上洗（彈格之意）去敵方右臂。

圖9-9

（三）我方左腳向左外方退一步，左手成空心拳擊打敵方右側耳門穴。

五、心意把（圖9-10～圖9-12）

（一）敵方左墊步進身，右拳擊打我方面部。我方左腳撤退一步，避過敵拳鋒芒。

圖9-10

踢。

（二）我方隨之右腳尖外攏，左腳勾
踢敵方右腳後跟部；同時，左前臂向左上
封架敵右臂。敵方提起右腿避過我方勾
踢敵方右腳後跟部。敵方提起右腿避過我方勾

圖9-11

（三）我方左腳落步踩踏敵方左腳
背，使其不能後退；左拳以拳背骨凸為力
點，劈擊敵方天突穴。

圖9-12

六、兜弓拳（圖9-13～圖9-16）

圖9-13

圖9-14

（一）敵方左墊步進身，右拳擊打我方胸心部。我方右腳上步相迎，同時用右前臂格擋敵右前臂外側，並向右外側格化。

（二）我方向右轉體，左腳上步於敵方右腿後側，將其腿絆鎖住，雙手由上向右下刁攜敵方右前臂。

（三）我方左手按住敵方右前臂，右手兜弓拳橫擊敵方左側耳門。敵方用左手向上封架。

圖9-15

（四）我方左手由己右前臂下穿過，沿右前臂外側向左下壓按敵左臂；右拳反掌向回抽帶至右肩前，隨即以掌根為力點，砍擊敵方頭部左側人迎穴。

圖9-16

七、鎖腿扳擰（圖9-17、圖9-18）

圖9-17

圖9-18

（一）敵方右腳前移步，左腳蹬踢我方腹部。我方右腳退步，重心後移，上身略右轉，順勢用左手由下向上兜住敵左小腿部，右手由上向下抓住敵左腳面，右手拇指扣住其左腳心湧泉穴。

（二）我方雙手合力向右扳擰敵左腳，在扣傷敵湧泉穴時，也扭折其踝關節，使敵跌翻。

八、推山蹬踏（圖9-19～圖9-21）

圖9-19

圖9-20

（一）敵方左墊步進身，右拳擊打我方面部。我方右腳上步相迎，同時，用左前臂內裹格擋敵右前臂外側。

（二）我方左腳進半步，右腳跨進敵方右腿後側，以腳尖點地；同時，右掌按住敵胸部。

（三）我方右腳絆住敵方右小腿向後一掃；同時，右掌根發力震擊敵胸部璇璣穴，將其打跌而出。

圖 9-21

九、鎖喉扳倒（圖 9-22、圖 9-23）

（一）敵方左腳上進一步，右拳擊打我方胸部。我方左腳進步相迎，右手向右下叼擄敵右腕，左拳擊敵右脅側。

圖 9-22

（二）我方右手鬆開，向前環箍敵頭部，右手中指按住其腦後啞門穴，右臂勒住其頭向後旋擰扳勁，控制住敵方。

圖 9-23

十、搖身臥枕（圖9-24～圖9-26）

（一）我方右腳向前跨進一步，右拳向上、向前，用拳輪為力點，砸向敵方頭部。敵方右腳向後撤退一步，右臂上架，格住我方右腕外側。

圖 9-24

圖 9-25

（二）我方速回收右拳，左腳進步，左拳向上、向前，以拳面為力點向前擊敵咽喉。敵方左腳撤退一步，用左拳背上架我方左前臂下側。

圖 9-26

（三）我方右手在己左拳前下壓敵左前臂，左拳回收至胸前，隨之，由己右臂上方穿出，用空心拳擊打敵方喉結。

少林點穴法
真傳秘訣

十一、抱腿打蹄（圖9-27、圖9-28）

圖9-27

圖9-28

（一）敵方左墊步進身，右腳彈踢我方襠部。我方右腳退步，略向右偏身，避敵鋒芒之際，右手由上向下抱敵右踝關節後側，左掌按住敵膝蓋，雙手合力。

（二）我方兩腳前滑步，右手抱住敵方右腿向內收緊，左手空心拳向前穿出，擊打敵方左胸膺窗穴。

第九章　少林羅漢三十六勢打穴圖譜

223

十二、餓虎撲食（圖9-29、圖9-30）

圖9-29

圖9-30

（一）敵方左墊步進身，用雙拳由兩側夾擊我方頭部。我方速以兩手在胸前交叉，向上、向外封架敵方雙臂。

（二）我方右腳向前上進一步，踏入敵方洪門；同時，兩手猶如虎撲之勢，戳擊敵方胸前左右乳中穴。

十三、掏心捶（圖9-31、圖9-32）

圖9-31

圖9-32

（一）敵方右腳前移步，左腳上步進身，左拳橫擊我方頭部右側。我方迅疾屈膝蹲身，右腳向右側擺跨一步，避過敵拳。

（二）我方右腳向右前方進步，左腳跟進；同時，乘轉體進步勢，左手空心拳擊打敵方左側乳根穴或期門穴。

十四、左斜形（圖9-33、圖9-34）

圖9-33

（一）敵方左墊步進身，右拳擊打我方臉部。我方左腳向後撤退一步，左前臂內裹，格敵右前臂外側。

圖9-34

（二）我方左腳上進一步，絆鎖於敵方右腿後側，左前臂向下壓敵右前臂；同時，向左擰腰轉體，右拳成空心拳乘勢衝擊敵胸前華蓋穴。

十五、滾臂捶（圖9-35、圖9-36）

圖9-35

圖9-36

（一）敵方左腳向前跨進一步，左拳擊打我方面部。我方左腳迎上一步，用左前臂內裹格住敵方左腕內側。

（二）我方右手由己左臂下向上洗架敵左臂，左臂屈肘向上、向裡收至己左肩前俯拳，再由己右臂下穿出，用中指骨節凸擊打敵胸前膻中穴。

十六、倒銀瓶（圖9-37、圖9-38）

圖9-37

（一）敵方左墊步進身，右拳擊打我方面部。我方左腳收步，右腳向右側閃跨一步，避過敵方右拳鋒芒之際，左臂上抬，格擋敵前臂外側。

圖9-38

（二）我方左腳上步於敵方右腿後側，上身略前俯之際，右手撈住敵右小腿提起；同時，左手插擊敵方頸部天突穴。

十七、推山靠（圖9-39～圖9-41）

圖9-39

圖9-40

（一）敵方左墊步進身，右拳擊打我方面部。我方迅疾撤退左腳一步，右手上提，用前臂格擋於敵方右前臂外側。

（二）我方左腳進步，由後絆鎖住敵方右腿，左手按住敵右前臂外側，向下推落。

（三）右手成空心拳，擊打敵
方胸前鳩尾穴。

圖9-41

十八、攬雙根（圖9-42～圖9-44）

（一）敵方左墊步進身，左拳擊
打我方面部。我方右腳上步於左腳內
側成併步屈蹲，雙掌相貼上托，架住
敵方左前臂下側。

圖9-42

（二）我方俯身左腳進步，雙手向下摟抱敵兩小腿向上提拉，左肩前扛，將敵掀翻。

圖9-43

（三）敵倒地之際，我方提起右腳，用腳跟踩擊敵襠部下陰。

圖9-44

十九、青龍獻爪（圖9-45、圖9-46）

圖9-45

圖9-46

（一）敵方右腳向前一步，左腳彈踢我方襠部。我方右腳迅疾退步，上體略右轉，用左掌棱為力點，向下、向左砍擊敵方左踝關節或小腿外側。

（二）敵方左腳向前落地，左拳擊向我方面部。我方右手向下拍擊敵左前臂或抓敵左腕，左手成爪撲抓敵方面部，食中二指插入敵方雙目。

二十、二羊撞頭（圖9-47、圖9-48）

圖9-47

圖9-48

（一）敵方左墊步進身，右拳擊打我方腹部。我方左腳向後撤退一步，凹身吞胸；同時用雙手抱住敵方右手腕向右側後拽拉。

（二）乘敵方前衝撲身之勢，我方右手空心拳擊打敵方左側耳門穴。

二十一、甩袖撩陰（圖9-49、圖9-50）

圖9-49

圖9-50

（一）敵方右腳前移步，左腳向前上進一步，左掌撩打我方襠部。我方右腳迅疾退步，重心後移吞身，以左前臂為力點，向下、向左後順勢格擋敵方左腕內側。

（二）我方左腳向敵方襠前上進半步；同時，左手成爪撩擊敵方襠部，或屈指扣握，抓擊敵陰囊。

二十二、落山流星（圖9-51～圖9-53）

（一）敵方在墊步進身，右拳擊打我方面部。我方右腳上進步相迎，左前臂格擋敵右前臂內側之際，右拳擊打敵方咽喉；敵方急用左臂格攔我方右腕外側。

圖9-51

（二）我方左手迅疾向前按壓敵方左前臂，右腳前跨步，右掌反背甩打敵方鼻梁。

圖9-52

圖9-53

（三）敵方面部受傷，欲向後退之際，我方迅疾踹出左腿，以腳跟為力點，蹬擊敵方小腹關元穴。

二十三、葉底藏花（圖9-54、圖9-55）

圖9-54

（一）敵方左墊步進身，右拳擊打我方面部。我方右腳上進一步相迎，右前臂格擋於敵方右腕外側。

（二）我方右前臂內旋，向右後叼攦敵方右手腕；同時，上體略右轉之際，左手成爪順著敵方右臂下側擊打其右腋，拇指扣擊其極泉穴，食中二指扣擊其右側天池穴、大包穴。敵方要穴被扣，頓時半身麻痺失力。

圖9-55

二十四、金蟬脫殼（圖9-56、圖9-57）

（一）敵方左腳上進一步，右拳擊打我方面部。我方右腳上步相迎，同時用右手向右上叼攦敵方右腕。

圖9-56

圖 9-57

（二）我方左腳進扣步，向右轉體約一百八十度，左胯貼靠敵腹部。隨之，右手向右前猛拉敵右手，左手下伸反撈敵方陰囊，用勁狠撐一把，向右俯身斜肩，將敵向前摔出。

二十五、趕山鞭（圖9-58～圖9-60）

（一）敵方左墊步進身，右拳擊打我方面部。我方左腳向後撤退一步，上抬右手用右前臂格擋敵方右前臂外側。

圖 9-58

（二）我方右掌外旋向右下叼擰敵右腕，同時進左步，絆鎖敵右腿；左前臂向前下砸壓敵右肘部。敵旋臂化解。

圖9-59

（三）隨即，我方左肩前靠，左掌隨勢向前戳擊敵方喉結。

圖9-60

二十六、後提襠（圖9-61、圖9-62）

圖9-61

（一）敵方左墊步進身，右拳擊打我方面部。我方迅疾左腳撤退步，右手向右叼攦敵方右腕外側。

圖9-62

（二）我方左腳進步於敵方右腿後側，左手由其體後伸入襠內，中指尖扣住其會陰穴（或抓住陰囊）。右手向下拉敵右手，左手向上提拉敵襠，將其貫跌而出。

二十七、見縫插針（圖9-63、圖9-64）

（一）敵方右腳前移步，左腳上步進身，左拳擊打我方胸部。我方右腳退步，凹胸吞身，並向右略轉體，避過敵拳鋒芒。

圖9-63

（二）我方隨轉體之勢，左手劍指插擊敵方喉部天突穴。

圖9-64

二十八、臥底炮（圖9-65、圖9-66）

圖9-65

圖9-66

（一）敵方左墊步進身，右拳擊打我方臉部。我方左腳向後撤退一步，左手攔擋敵方右臂外側。

（二）隨即，我方左腳向左前方閃身進步，右手空心拳擊打敵方右肋軏筋穴。

少林點穴法 真傳秘訣

二十九、連環掌（圖9-67～圖9-70）

（一）敵方右腳前移，左腳上進一步，右拳擊打我方胸部。我方左腳向左側擺步，同時用右前臂內側裏格敵方右腕內側。

圖9-67

（二）我方右腳進步欲踩踏敵方左腳背，敵方左腳迅疾向後撤退一步。我方左手上穿格住敵方右前臂內側，替出右手向前拳擊敵面部，敵方用左手向上封架。

圖9-68

（三）我方左腳上進一步之際，右手向回勾帶敵左手；隨即左手按住敵左前臂，右拳順勢前擊敵方面部。敵方右腳向後撤退一步，用右手向左格擋我方右前臂。

圖9-69

（四）我方左手從已右臂向上推洗敵方右臂。隨之，右腳進步，左掌砍擊敵頸部右側，右手空心拳迅疾衝擊敵方左側期門穴。

圖9-70

少林點穴法
真傳秘訣

三十、攔後翻（圖9-71、圖9-72）

圖9-71

（一）敵方左墊步進身，右拳擊打我方胸部。我方左腳向後撤退一步，左手上翻，攔格於敵方右前臂內側。

圖9-72

（二）我方左腳上步於敵方右腿後側絆鎖住，雙手成爪按向敵方胸腹部，右手中指點住其章門穴，左手拇指點扣敵左側靈墟穴，雙掌根發勁震推，致敵後翻。

三十一、十字披身（圖9-73～圖9-76）

圖9-73

圖9-74

（一）敵方左墊步進身，右拳擊打我方胸部。我方左腳向後撤退一步，右手迅速向右下叼攦敵方右腕。

（二）敵方又以左拳擊打我方面部。我方左手由己右臂上向左下叼攦其左手腕。

（三）我方左腳上進一步，絆鎖於敵方右腿後側；雙手使其兩臂成十字，向下推至敵方腹部。

圖 9-75

（四）我方陡然鬆手，雙手成虎鉗拳，順勢發勁撞擊敵方左右腹結穴，致敵受傷跌出。

圖 9-76

三十二、封眼拍襠（圖9-77～圖9-79）

圖9-77

圖9-78

（一）敵方左墊步進身，左掌貫擊我方右側耳門。我方迅疾右腳上步相迎，右前臂向前格擋敵方左前臂內側。

（二）我方右臂擋住敵左臂時，速以左反背掌橫擊敵雙眼。敵方右手向上封架我方左掌。

少林點穴法 真傳秘訣

（三）我方借敵方上架我左掌之力，左臂屈肘，前臂內旋；同時，向右轉體約九十度，左掌下伸抓擊敵方丹田穴。

圖9-79

三十三、降龍伏虎（圖9-80、圖9-81）

（一）敵方右腳前移步，左腳上步進身，左拳擊打我方面部。我方左腳向左斜前方上步，左手叼攦敵方左腕。

圖9-80

圖 9-81

（二）我方右腳上進步絆住敵左腿前；左手向左下叼拉敵左手，使其向前撲身之際，我方右手空心拳擊打敵方腰部志室穴。

三十四、靠肩進肘（圖9-82～圖9-84）

圖 9-82

（一）敵方左墊步進身，右拳擊打我方面部。我方迅疾撤退左腳一步，右手向右叼攦敵右腕。

（二）我方左腳向敵方右腳後側進步，上體猛右轉，用左肩靠擊敵方右臂後側。

圖9-83

（三）連擊不停，我方向右轉體，左臂疊肘，用肘尖頂撞敵右脅間淵腋穴。敵退身之際，我方再用右手劍指點擊敵商曲穴。

圖9-84

251

三十五、小鬼推磨（圖9-85～圖9-87）

圖9-85

圖9-86

（一）敵方左墊步進身，右拳擊打我方面部。我方左腳向後撤退一步，上抬右手叼攦敵方右腕。

（二）我方右轉體，左前臂豎截敵方右肘。

（三）敵方屈右肘破解我方截臂。我方左腳向前上步；同時，左爪速下抓敵右腕，右手空心拳擊打敵方印堂穴或鼻梁。

圖9-87

三十六、羅漢翻身（圖9-88～圖9-90）

（一）敵方右腳前移步，左腳上步進身，右拳擊打我方胸部。我方左腳進步相迎，右手向右叼擄敵右腕。

圖9-88

（二）隨即，我方用左反背掌，由敵右臂下穿過擊其面部。

圖9-89

（三）連擊不停，我方向右轉體，兩腿變右倒弓步；同時，左掌向下反插，點擊敵小腹氣海穴。

圖9-90

少林點穴法
真傳秘訣

歡迎至本公司購買書籍

建議路線

1. 搭乘捷運·公車

　　淡水線石牌站下車，由石牌捷運站２號出口出站(出站後靠右邊)，沿著捷運高架往台北方向走(往明德站方向)，其街名為西安街，約走100公尺(勿超過紅綠燈)，由西安街一段293巷進來(巷口有一公車站牌，站名為自強街口)，本公司位於致遠公園對面。搭公車者請於石牌站(石牌派出所)下車，走進自強街，遇致遠路口左轉，右手邊第一條巷子即為本社位置。

2. 自行開車或騎車

　　由承德路接石牌路，看到陽信銀行右轉，此條即為致遠一路二段，在遇到自強街(紅綠燈)前的巷子(致遠公園)左轉，即可看到本公司招牌。

國家圖書館出版品預行編目資料

少林點穴法真傳秘訣／徐畏三　金倜生　原著　三武組　整理
　　──初版，──臺北市，大展，2020〔民109.02〕
　　　　面；21公分 ──（武術秘本圖解；6）
　　　　ISBN 978－986－346－283－5（平裝）
　　1.穴位療法　2.經穴
　　413.915　　　　　　　　　　　　　　　108021277

少林點穴法眞傳秘訣

原　　著／徐畏三　金倜生
整　　理／三武組
責任編輯／何宗華
發 行 人／蔡森明
出 版 者／大展出版社有限公司
社　　址／台北市北投區（石牌）致遠一路2段12巷1號
電　　話／（02）28236031・28236033・28233123
傳　　眞／（02）28272069
郵政劃撥／01669551
網　　址／www.dah-jaan.com.tw
E - mail／service@dah-jaan.com.tw
登 記 證／局版臺業字第2171號
承 印 者／傳興印刷有限公司
裝　　訂／佳昇興業有限公司
排 版 者／弘益電腦排版有限公司
授 權 者／安徽科學技術出版社
初版1刷／2020年（民109）2月

定　價／280元

大展好書　好書大展
品嘗好書　冠群可期

大展好書　好書大展

品嘗好書　冠群可期